Heinz-Peter Röhr

Narzissmus – Dem inneren Gefängnis entfliehen

Heinz-Peter Röhr

Narzissmus
Dem inneren Gefängnis entfliehen

Patmos Verlag

Wichtiger Hinweis:
Die in diesem Buch enthaltenen Informationen, Hinweise und Übungen wurden nach bestem Wissen des Autors erstellt und sorgfältig geprüft. Sie ersetzen jedoch nicht den persönlich eingeholten (psycho-)therapeutischen oder medizinischen Rat. Verlag und Autor können für Irrtümer oder etwaige Schäden, die aus der Anwendung der dargestellten Informationen, Hinweise oder Übungen resultieren, keine Haftung übernehmen. Deren Nutzung bzw. Durchführung erfolgt auf eigene Verantwortung der Leserinnen und Leser.

MIX
Papier | Fördert gute Waldnutzung
FSC® C083411
www.fsc.org

Die Verlagsgruppe Patmos ist sich ihrer Verantwortung gegenüber unserer Umwelt bewusst. Wir folgen dem Prinzip der Nachhaltigkeit und streben den Einklang von wirtschaftlicher Entwicklung, sozialer Sicherheit und Erhaltung unserer natürlichen Lebensgrundlagen an. Näheres zur Nachhaltigkeitsstrategie der Verlagsgruppe Patmos auf unserer Website www.verlagsgruppe-patmos.de/nachhaltig-gut-leben

Bibliografische Information der Deutschen Nationalbibliothek
Die Deutsche Nationalbibliothek verzeichnet diese Publikation in der Deutschen Nationalbibliografie; detaillierte bibliografische Daten sind im Internet über http://dnb.d-nb.de abrufbar.

11. Auflage 2024 der Neuausgabe von 2009
Neuausgabe des 1999 im Walter Verlag erschienenen
Titels *Narzißmus – Das innere Gefängnis*

Verlagsgruppe Patmos in der Schwabenverlag AG, Ostfildern
www.verlagsgruppe-patmos.de

Umschlaggestaltung: butenschoendesign.de
Umschlagabbildung: © Suchat tepruang / Shutterstock
Druck: CPI books GmbH, Leck
Hergestellt in Deutschland
ISBN 978-3-8436-0047-7 (Print)
ISBN 978-3-8436-0902-9 (eBook)

Inhalt

Anhang

Vorwort

Viele Menschen haben das quälende Gefühl, in einem inneren Gefängnis zu leben, sie fühlen sich nicht wirklich frei und wohl in ihrer Haut. In ihrer Verzweiflung entwickeln sie extreme Energien, um sich selbst zu finden oder zu verwirklichen. Dabei suchen sie die Lösung des Problems meist mit unpassenden Mitteln, wodurch die Unfreiheit noch vergrößert wird.

In dem Märchen *Der Eisenofen,* das die Brüder Grimm aufgeschrieben haben, bildet sich wie kaum in einem anderen Märchen die grundlegende Problematik dieser Menschen ab, die auch als *narzißtische Persönlichkeitsstörung* bezeichnet wird.

Narzißmus bedeutet «Selbstliebe». Jeder Mensch benötigt ein gesundes Maß an Selbstliebe. Die Fähigkeit, sich in positiver, liebevoller Weise sich selbst zuzuwenden, ist eine Voraussetzung für ein glückliches, erfülltes Leben. Der biblische Satz «Du sollst deinen Nächsten lieben wie dich selbst» drückt dies aus. Er wird allerdings nur zu leicht verkürzt wahrgenommen, viele Menschen hören nur: «Du sollst deinen Nächsten lieben», der Rest – «wie dich selbst» – geht verloren. Selbstvertrauen, Selbstachtung, Selbstbewußtsein sind aber wesentliche Bestandteile einer stabilen Persönlichkeit. So ist es wichtig, daß echte Freude über eigene Leistungen möglich ist. Lob, Bewunderung und Anerkennung sind, wenn sie aufrichtig gemeint sind, positive Ausdrucksformen menschlichen Miteinanders, sie wollen mit Freude aufgenommen werden. Die Fähigkeit, Lob und Anerkennung anzunehmen, ist ein Hinweis auf ein stabiles Selbstwertgefühl.

Jeder strebt nach Bedeutung, es ist ein zutiefst menschliches Bedürfnis. Im alltäglichen Miteinander wird dies leicht vergessen. Halten wir inne, um in uns hineinzuhören, werden wir uns dieser Bestrebung bewußt: sei es beispielsweise, daß wir wichtig sein wollen für Menschen, die uns nahestehen, daß wir Ziele verfolgen, die uns Bewunderung einbringen, oder daß wir an unserer Selbstverwirklichung arbeiten, die uns innere Bedeutung gibt. Das Suchen von Aufmerksamkeit und Anerkennung gehört – in einem gewissen Ausmaß – ebenso zu einem gesunden Narzißmus und damit zur seelischen Gesundheit wie das Wohlfühlen in unserem Körper.

Von einer *narzißtischen Persönlichkeitsstörung* ist immer dann die Rede, wenn das Bedürfnis nach Liebe, Bewunderung und Anerkennung auf krankhafte Weise übersteigert ist. Wie sich zeigen wird, haben Menschen, die von dieser Störung betroffen sind, in ihrer frühen Entwicklung zuwenig wirkliche Liebe erfahren. Sie versuchen, dieses Defizit auf unterschiedliche Weise auszugleichen, ohne *Erlösung* von ihrem Drama zu erfahren. Daß tatsächliche Heilung möglich ist, davon erzählt das Märchen *Der Eisenofen.*

Häufiger sind es Männer, die das Eisenofen-Syndrom entwickeln mußten. Selbstverständlich erkranken auch Frauen an einer narzißtischen Persönlichkeitsstörung. Aufgrund der unterschiedlichen Sozialisation bei Jungen und Mädchen entfaltet sich die Störung häufig in gegensätzlicher Weise: Die Gefährdung bei Mädchen ist weniger, daß sie sich gefühlsmäßig abkapseln, als daß sie mit dem anderen «verfließen» wollen – auch dies spiegelt sich in dem Märchen.

Die narzißtische Persönlichkeitsstörung hat viele Facetten und Ausdrucksformen, so daß die verschiedensten Symptome auftreten. Zur diagnostischen Erfassung sind im Anhang Hinweise zu finden. Auch der Grad der Störung kann sehr unterschiedlich sein. Er reicht von leichten Formen gestörter Selbstliebe, die im Alltag kaum bemerkt werden, bis hin zu Fällen schlimmster krankhafter Charakterveränderung. Immer findet die Störung darin ihren Ausdruck, daß diese Menschen unter sich selbst leiden, Symptome körperlicher und seelischer Art entwickeln und vor allem im zwischenmenschlichen Bereich große Probleme haben. Viele trifft eine mittelschwere Störung, und gerade diese findet sich in dem Märchen *Der Eisenofen* wieder.

Adressaten dieses Buches sind in erster Linie die Betroffenen. Häufig wirken Menschen mit einer solchen Störung nach außen nahezu normal und nicht wie Individuen, die außergewöhnlich unter sich selbst leiden, zumal nur allzuoft ihre Mitmenschen unter ihnen leiden müssen. Ein Anliegen des Buches ist demnach auch, daß Angehörige und alle, die mit Menschen zu tun haben, die «im Eisenofen sitzen» müssen, diese besser verstehen.

In der Forschung werden unterschiedliche Konzepte zum Verständnis der narzißtischen Störung vorgelegt, die sich zum Teil widersprechen. In erster Linie orientiere ich mich an den systematischen Arbeiten von Otto Kernberg, die aus meiner Sicht die überzeugendsten für den Bereich früher Persönlichkeitsstörungen sind. Aber auch die Arbeiten von Heinz Kohut und anderen bilden den theoretischen Hintergrund der Märchendeutung. Als Therapeut in einer großen Suchtklinik gehört die Begegnung mit diesen Menschen zu meinem Alltag. Dies kommt in den Fallbeispielen zum Ausdruck. Folgen wir der Märchendeutung, wird eine typisch männliche und eine typisch weibliche Form der narzißtischen Persönlichkeitsstörung beschrieben. In der Realität wird der klare Unterschied nicht immer vorzufinden sein; nicht selten erkennen wir Mischformen. Zu betonen ist, daß auch manche Frauen ein typisches Eisenofen-Syndrom entwickeln mußten, also eine «männliche» Form der narzißtischen Störung, und umgekehrt Männer eine «weibliche».

Die Therapie der frühen Persönlichkeitsstörungen gestaltet sich, abgesehen von leichteren Fällen, nicht selten schwierig. Erleichterung können diese Patienten zunächst dadurch erreichen, daß sie ihre Störung besser verstehen. Dazu will das Buch in erster Linie beitragen. Erfahrungsgemäß wird so die Motivation für eine Therapie deutlich verbessert.

Das Märchen *Der Eisenofen* bildet nicht nur exakt Entstehung und Erscheinungsbild des krankhaften Narzißmus ab. Es findet auch Möglichkeiten für eine Weiterentwicklung der Persönlichkeit, die als Wegweiser für die Therapie und das Leben danach angesehen werden können. Es wird sich zeigen, daß gerade dieses Märchen zu Unrecht zu den weniger bekannten gehört und somit meist nur in Gesamtausgaben der Grimmschen Märchen zu finden ist. Wie kaum in einem anderen Märchen spiegelt sich hier auch das Dilemma unserer Zeit.

Danken möchte ich zunächst meinen Patienten, die mir immer wieder – sicherlich meist, ohne daß sie es merkten – den Spiegel vorhielten. Damit wurde es mir möglich, meine eigene Eisenofen-Problematik besser kennenzulernen. Vieles verdanke ich meinem Freund und Kollegen Diplompsychologe Werner Pappert, der mich mit Hinweisen und Ideen unterstützte. Besonders danke ich meiner lieben Frau Annemie für die Überarbeitung des Manuskripts und für die Geduld, die sie in dieser Zeit mit mir hatte.

Heinz-Peter Röhr

Wer einen Berg besteigen will,
muß unten anfangen!

Der Eisenofen[1]

(Brüder Grimm: Kinder- und Hausmärchen, KHM 127)

Zur Zeit, wo das Wünschen noch geholfen hat, ward ein Königssohn von einer alten Hexe verwünscht, daß er im Walde in einem großen Eisenofen sitzen sollte. Da brachte er viele Jahre zu, und konnte ihn niemand erlösen. Einmal kam eine Königstochter in den Wald, die hatte sich irre gegangen und konnte ihres Vaters Reich nicht wiederfinden: neun Tage war sie so herumgegangen und stand zuletzt vor dem eisernen Kasten. Da kam eine Stimme heraus und fragte sie ‹wo kommst du her, und wo willst du hin?› Sie antwortete ‹ich habe meines Vaters Königreich verloren und kann nicht wieder nach Haus kommen.› Da sprachs aus dem Eisenofen ‹ich will dir wieder nach Haus verhelfen, und zwar in einer kurzen Zeit, wenn du willst unterschreiben zu tun, was ich verlange. Ich bin ein größerer Königssohn als du eine Königstochter, und will dich heiraten.› Da erschrak sie und dachte ‹lieber Gott, was soll ich mit dem Eisenofen anfangen!› Weil sie aber gerne wieder zu ihrem Vater heim wollte, unterschrieb sie sich doch zu tun, was er verlangte. Er sprach aber ‹du sollst wiederkommen, ein Messer mitbringen und ein Loch in das Eisen schrappen.› Dann gab er ihr jemand zum Gefährten, der ging nebenher und sprach nicht: er brachte sie aber in zwei Stunden nach Haus. Nun war große Freude im Schloß, als die Königstochter wiederkam, und der alte König fiel ihr um den Hals und küßte sie. Sie war aber sehr betrübt und sprach ‹lieber Va-

ter, wie mirs gegangen hat! ich wäre nicht wieder nach Haus gekommen aus dem großen wilden Walde, wenn ich nicht wäre bei einen eisernen Ofen gekommen, dem habe ich mich müssen dafür unterschreiben, daß ich wollte wieder zu ihm zurückkehren, ihn erlösen und heiraten.› Da erschrak der alte König so sehr, daß er beinahe in eine Ohnmacht gefallen wäre, denn er hatte nur die einzige Tochter. Beratschlagten sich also, sie wollten die Müllerstochter, die schön wäre, an ihre Stelle nehmen; führten die hinaus, gaben ihr ein Messer und sagten, sie sollte an dem Eisenofen schaben. Sie schrappte auch vierundzwanzig Stunden lang, konnte aber nicht das geringste herabbringen. Wie nun der Tag anbrach, riefs in dem Eisenofen ‹mich deucht, es ist Tag draußen.› Da antwortete sie ‹das deucht mich auch, ich meine, ich höre meines Vaters Mühle rappeln.› ‹So bist du eine Müllerstochter, dann geh gleich hinaus und laß die Königstochter herkommen.› Da ging sie hin und sagte dem alten König, der draußen wollte sie nicht, er wollte seine Tochter. Da erschrak der alte König und die Tochter weinte. Sie hatten aber noch eine Schweinehirtentochter, die war noch schöner als die Müllerstochter, der wollten sie ein Stück Geld geben, damit sie für die Königstochter zum eisernen Ofen ginge. Also ward sie hinausgebracht und mußte auch vierundzwanzig Stunden lang schrappen; sie brachte aber nichts davon. Wie nun der Tag anbrach, riefs im Ofen ‹mich deucht, es ist Tag draußen.› Da antwortete sie ‹das deucht mich auch, ich meine, ich höre meines Vaters Hörnchen tüten.› ‹So bist du eine Schweinehirtentochter, geh gleich fort und laß die Königstochter kommen: und sag ihr, es sollt ihr widerfahren, was ich ihr versprochen hätte, und wenn sie nicht käme, sollte im ganzen Reich alles zerfal-

len und einstürzen und kein Stein auf dem andern bleiben.› Als die Königstochter das hörte, fing sie an zu weinen: es war aber nun nicht anders, sie mußte ihr Versprechen halten. Da nahm sie Abschied von ihrem Vater, steckte ein Messer ein und ging zu dem Eisenofen in den Wald hinaus. Wie sie nun angekommen war, hub sie an zu schrappen und das Eisen gab nach, und wie zwei Stunden vorbei waren, hatte sie schon ein kleines Loch geschabt. Da guckte sie hinein und sah einen so schönen Jüngling, ach, der glimmerte in Gold und Edelsteinen, daß er ihr recht in der Seele gefiel. Nun, da schrappte sie noch weiter fort und machte das Loch so groß, daß er heraus konnte. Da sprach er ‹du bist mein und ich bin dein, du bist meine Braut und hast mich erlöst.› Er wollte sie mit sich in sein Reich führen, aber sie bat sich aus, daß sie noch einmal dürfte zu ihrem Vater gehen, und der Königssohn erlaubte es ihr, doch sollte sie nicht mehr mit ihrem Vater sprechen als drei Worte, und dann sollte sie wiederkommen. Also ging sie heim, sie sprach aber mehr als drei Worte: da verschwand alsbald der Eisenofen und ward weit weggerückt über gläserne Berge und schneidende Schwerter; doch der Königssohn war erlöst, und nicht mehr darin eingeschlossen. Danach nahm sie Abschied von ihrem Vater und nahm etwas Geld mit, aber nicht viel, ging wieder in den großen Wald und suchte den Eisenofen, allein der war nicht zu finden. Neun Tage suchte sie, da ward ihr Hunger so groß, daß sie sich nicht zu helfen wußte, denn sie hatte nichts mehr zu leben. Und als es Abend ward, setzte sie sich auf einen kleinen Baum und gedachte darauf die Nacht hinzubringen, weil sie sich vor den wilden Tieren fürchtete. Als nun Mitternacht herankam, sah sie von fern ein kleines Lichtchen und dachte *‹ach, da wär ich wohl erlöst›, stieg vom Baum und ging dem Lichtchen nach, auf dem Weg aber betete sie. Da kam sie zu einem kleinen alten Häuschen, und war viel Gras darum gewachsen, und stand ein kleines Häufchen Holz davor. Dachte sie ‹ach, wo kommst du hier hin!› guckte durchs Fenster hinein, so sah sie nichts darin als dicke und kleine Itschen (Kröten), aber einen Tisch, schön gedeckt mit Wein und Braten, und Teller und Becher waren von Silber. Da nahm sie sich das Herz und klopfte an. Alsbald rief die Dicke*

‹Jungfer grün und klein,
Hutzelbein,
Hutzelbeins Hündchen,
hutzel hin und her,
laß geschwind sehen, wer draußen wär.›

Da kam eine kleine Itsche herbeigegangen und machte ihr auf. Wie sie eintrat, hießen alle sie willkommen, und sie mußte sich setzen. Sie fragten ‹wo kommt Ihr her? wo wollt Ihr hin?› Da erzählte sie alles, wie es ihr gegangen wäre, und weil sie das Gebot übertreten hätte, nicht mehr als drei Worte zu sprechen, wäre der Ofen weg samt dem Königssohn: nun wollte sie so lange suchen und über Berg und Tal wandern, bis sie ihn fände. Da sprach die alte Dicke

‹Jungfer grün und klein,
Hutzelbein,
Hutzelbeins Hündchen,
hutzel hin und her,
bring mir die große Schachtel her.›

Da ging die kleine hin und brachte die Schachtel herbeigetragen. Hernach gaben sie ihr Essen und Trinken, und brachten sie zu einem schönen gemachten Bett, das war wie Seide und Sammet, da legte sie sich hinein und schlief in Gottes Namen. Als der Tag kam, stieg sie auf, und gab ihr die alte Itsche drei Nadeln aus der großen Schachtel, die sollte sie mitnehmen; sie würden ihr nötig tun, denn sie müßte über einen hohen gläsernen Berg und über drei schneidende Schwerter und über ein großes Wasser: wenn sie das durchsetzte, würde sie ihren Liebsten wiederkriegen. Nun gab sie hiermit drei Teile (Stücke), die sollte sie recht in Acht nehmen, nämlich drei große Nadeln, ein Pflugrad und drei Nüsse. Hiermit reiste sie ab, und wie sie vor den gläsernen Berg kam, der so glatt war, steckte sie die drei Nadeln als hinter die Füße und dann wieder vorwärts, und gelangte so hinüber, und als sie hinüber war, steckte sie sie an einen Ort, den sie wohl in Acht nahm. Danach kam sie vor die drei schneidenden Schwerter, da stellte sie sich auf ihr Pflugrad und rollte hinüber. Endlich kam sie vor ein großes Wasser, und wie sie übergefahren war, in ein großes schönes Schloß. Sie ging hinein und hielt um einen Dienst an, sie wär eine arme Magd und wollte sich gerne vermieten; sie wußte aber, daß der Königssohn drinne war, den sie erlöst hatte aus dem eisernen Ofen im großen Wald. Also ward sie angenommen zum Küchenmädchen für geringen Lohn. Nun hatte der Königssohn schon wieder eine andere an der Seite, die wollte er heiraten, denn er dachte, sie wäre längst gestorben. Abends, wie sie aufgewaschen hatte und fertig war, fühlte sie in die Tasche und fand die drei Nüsse, welche ihr die alte Itsche gegeben hatte. Biß eine auf und wollte den Kern essen, siehe, da war ein stolzes königliches Kleid drin. Wies nun die Braut hörte, kam sie und hielt um das Kleid an und wollte es kaufen und sagte, es wäre kein Kleid für eine Dienstmagd. Da sprach sie nein, sie wollts nicht verkaufen, doch wann sie ihr einerlei (ein Ding) wollte erlauben, so sollte sies haben, nämlich eine Nacht in der Kammer ihres Bräutigams zu schlafen. Die Braut erlaubt es ihr, weil das Kleid so schön war und sie noch keins so hatte. Wies nun Abend war, sagte sie zu ihrem Bräutigam ‹das närrische Mädchen will in deiner Kammer schlafen.› ‹Wenn du's zufrieden bist, bin ich's auch›, sprach er. Sie gab aber dem Mann ein Glas Wein, in das sie einen Schlaftrunk getan hatte. Also gingen beide in die Kammer schlafen, und er schlief so fest, daß sie ihn nicht erwecken konnte. Sie weinte die ganze Nacht und rief ‹ich habe dich erlöst aus dem wilden Wald und aus einem eisernen Ofen, ich habe dich gesucht und bin gegangen über einen gläsernen Berg, über drei schneidende Schwerter und über ein großes Wasser, ehe ich dich gefunden habe, und willst mich doch nicht hören.› Die Bedienten saßen vor der Stubentüre und hörten, wie sie so die ganze Nacht weinte, und sagtens am Morgen ihrem Herrn. Und wie sie im andern Abend aufgewaschen hatte, biß sie die zweite Nuß auf, da war noch ein weit schöneres Kleid drin; wie das die Braut sah, wollte sie es kaufen. Aber Geld wollte das Mädchen nicht und bat sich aus, daß es noch einmal in der Kammer des Bräutigams schlafen dürfte. Die Braut gab ihm aber einen Schlaftrunk, und er schlief so fest, daß er nichts hören konnte. Das Küchenmädchen weinte aber die ganze Nacht und rief ‹ich habe dich erlöst aus einem Walde und aus einem eisernen Ofen, ich habe dich gesucht und bin gegangen über einen gläsernen Berg, über drei schneidende Schwerter und über ein großes Wasser, ehe ich dich gefunden habe, und du willst mich doch nicht hören.› Die Bedienten saßen vor der Stubentüre und hörten, wie sie so die ganze Nacht weinte, und sagtens am Morgen ihrem Herrn. Und als sie am dritten Abend aufgewaschen hatte, biß sie die dritte Nuß auf, da war ein noch schöneres Kleid drin, das starrte von purem Gold. Wie die Braut das sah, wollte sie es haben, das Mädchen aber gab es nur hin, wenn es zum drittenmal dürfte in der Kammer des Bräutigams schlafen. Der Königssohn aber hütete sich und ließ den Schlaftrunk vorbeilaufen. Wie sie nun anfing zu weinen und zu rufen ‹liebster Schatz, ich habe dich erlöst aus dem grausamen wilden Walde und aus einem eisernen Ofen›, so sprang der Königssohn auf und sprach ‹du bist die rechte, du bist mein, und ich bin dein.› Darauf setzte er sich noch in der Nacht mit ihr in einen Wagen, und der falschen Braut nahmen sie die Kleider weg, daß sie nicht aufstehen konnte. Als sie zu dem großen Wasser kamen, da schifften sie hinüber, und vor den drei schneidenden Schwertern, da setzten sie sich aufs Pflugrad, und vor dem gläsernen Berg, da steckten sie die drei Nadeln hinein. So gelangten sie endlich zu dem alten kleinen Häuschen, aber wie sie hineintraten, wars ein großes Schloß: die Itschen waren alle erlöst und lauter Königskinder und waren in voller Freude. Da ward Vermählung gehalten, und sie blieben in dem Schloß, das war viel größer als ihres Vaters Schloß. Weil aber der Alte jammerte, daß er allein bleiben sollte, so fuhren sie weg und holten ihn zu sich, und hatten zwei Königreiche und lebten in gutem Ehestand.

Da kam eine Maus,
Das Märchen war aus.

Einleitung

Märchen sind kunstvolle Gebilde, die auf eigentümliche Weise anziehend wirken. Ihre Bedeutung für den psychotherapeutischen Prozeß ist in den letzten Jahren (wieder)entdeckt worden. Besonders tiefenpsychologisch orientierte Autoren übersetzten die Bildersprache und trugen so dazu bei, uns ihre tiefen Wahrheiten und Weisheiten zu erschließen.

Um Märchen zu verstehen, ist es sinnvoll, sich zunächst mit dem Traum zu beschäftigen, denn beide haben die gleichen Wurzeln. Der Traum hat für die seelische Gesundheit große Bedeutung. Wenn wir uns oft auch nicht daran erinnern können, so hat doch jeder längere Schlaf eine, meist sogar mehrere Traumphasen. Während wir träumen, arbeitet die Seele mit ihren kreativen Fähigkeiten. Konflikte, Probleme, Spannungen, unerledigte, vielleicht ängstigende Schwierigkeiten werden in der Bildersprache, die die Sprache des Unbewußten ist, wie ein Schauspiel inszeniert, und oft wird eine Lösung gefunden. Diese hat eine Wirkung, auch wenn wir uns nicht an den Traum erinnern. Noch wirkungsvoller sind Träume, wenn wir uns bewußt mit ihnen auseinandersetzen. Sie tragen wesentlich zur Wiederherstellung des seelischen Gleichgewichts bei, wenn dieses aus äusseren oder inneren Gründen gestört worden ist.

Die moderne Unterhaltungselektronik distanziert die Menschen immer weiter vom bewußten Umgang mit Träumen. Dies war in früheren Zeiten anders. Die Menschen hatten viel Zeit, die sie nicht selten damit verbrachten, sich gegenseitig Geschichten zu erzählen. An den langen Abenden am Kamin, wenn Kerzen und Öl die einzige Beleuchtung waren, spielten Träume eine wichtige Rolle. Phantasie, Traum, Imagination verbanden sich zu kunstvollen Gebilden, aus denen durch Weitererzählen die Märchen entstanden. In ihnen spiegelt sich die Kultur des Volkes, in der sie entstanden, vor allem aber drücken sie die seelischen Nöte aus. Es sind dramatische Inszenierungen von typischen Problemen, die immer und überall Menschen bedrückten und bedrücken. Dies ist auch im Märchen *Der Eisenofen* der Fall. Das, was darin in radikaler Härte inszeniert wird, ist das Schicksal vieler – besonders in einer Zeit wie der unsrigen, die Gefühlen wenig Raum läßt. Die Fragen, die sie stellen: Wie findet jemand verloren geglaubte Gefühle zurück? Wie findet jemand vom falschen zum wahren Selbst? Wie findet jemand, der nicht lieben kann, zur Liebe?, sind in der heutigen Zeit, in der die Ratio, der Verstand, das Meßbare, das, was Erfolg und Zugewinn bringt, bestimmend ist, von größter Aktualität.

Märchen haben immer einen glücklichen Ausgang und deuten damit an, daß eine Lösung für das inszenierte Problem gefunden wurde. Da sie in der Bildersprache des Unbewußten formuliert sind, stellt sich die höchst interessante Frage, welche Lösung das Unbewußte für das Problem erkennt. Können diese Antworten eventuell für die Psychotherapie Nutzen bringen?

Märchen sind die Antwort der Seele auf die Probleme der Menschen. Sie sind Projektionsflächen, auf denen sich emotionale Probleme wie auf einem Bildschirm abbilden. Wer sie tiefer versteht, ist auch in der Lage, das angesprochene Problem besser zu verstehen. Spiralförmig bewegen sie sich auf eine Lösung des Problems zu. Märchen sind sozusagen «Nachhilfe» für die Seele. In ihrer Bildersprache, die der Sprache der Träume sehr ähnlich ist, erreichen sie tiefe Schichten der Persönlichkeit. Meinen Patienten empfehle ich, bestimmte Märchen immer wieder zu lesen. Schon das zeigt heilende Wirkung. Für den therapeutischen Prozeß ist es sinnvoll, sie zu verstehen; dafür jedoch ist es erforderlich, die Bildersprache zu übersetzen. Bereits der erste Satz unseres Märchens enthält eine Verdichtung, die gesamte Problematik kommt darin zum Ausdruck:

Die Zeit, als das Wünschen noch geholfen hat

Märchen fangen fast immer mit «*Es war einmal ...*» an. Anders das Märchen *Der Eisenofen*! Es beginnt mit dem Satz: «*Zur Zeit, wo das Wünschen noch geholfen hat ...*» Was so verheißungsvoll auf eine besondere Zeit hinweist, beschreibt jedoch ein furchtbares Drama: «*... ward ein Königssohn von einer alten Hexe verwünscht, daß er im Walde in einem großen Eisenofen sitzen sollte.*» Die Bildersprache des Märchens kann kaum grausamer sein. Im Wald in einem Eisenofen sitzen zu müssen – eine furchtbare Vorstellung!

Die magische Phase

Versuchen wir zu verstehen, welche Zeit das gewesen sein muß, in der das *Wünschen* noch geholfen hat, aber auch solch fürchterliche Ver*wünschungen* geschahen. Man könnte glauben, daß hier eine Zeit gemeint ist, die mit unserer modernen, aufgeklärten Welt nicht viel gemeinsam hat. Wünschen kann man vieles – doch, was soll das helfen? Dabei vergessen wir, daß jeder Mensch im Verlauf seiner Entwicklungsgeschichte eine *magische Phase* erlebte. Für kleine Kinder ist die Welt voller übermächtiger Riesen (Erwachsene), Gefahren und Glückseligkeiten. Sie leben *traumnah*, was bedeutet, daß ihre Träume und das, was sie erleben, sich vermischen. Ihre Phantasie ist viel lebhafter als die der meisten Erwachsenen. So werden zum Beispiel den Eltern überdimensionale Fähigkeiten zugeschrieben, sie sind allmächtig, können zaubern und werden idealisiert – weil das Kind selbst ein Teil dieser phantastischen Seelenlandschaft ist und sich mit soviel Überlegenheit identifizieren und sich dadurch stark fühlen kann.

In der frühen Kindheit werden Erwachsene wie Götter erlebt. Sie können alles, wenn sie nur wollen; denn vieles, was geschieht, ist unverständlich und für das kleine Wesen extrem beeindruckend: Es ist hingefallen, schnell drückt die Mutter einen Kuß auf die schmerzende Stelle, und alles ist wieder gut. Wenn es so ist, daß man in der realen Welt nicht alles verstehen kann und vieles unerklärlich ist, dann ist kein Unterschied zur Phantasiewelt, die Grenzen sprengen kann.

Auf die Frage der Großmutter, wie der Zoobesuch ihrem zweieinhalbjährigen Enkel gefallen habe, antwortet dieser: «Das war gefährlich, ein Löwe ist ausgebrochen und hat zwei Menschen aufgefressen, aber mein Papa hat ihn erschossen, und danach haben wir ihn aufgegessen.»

Natürlich phantasieren Kinder auch, selbst allmächtig, unverwundbar oder unbesiegbar zu sein. Es scheint diese Größenphantasien in kleinen Kindern schon sehr früh zu geben. Sie spielen eine wichtige Rolle, wenn die narzißtische Störung verstanden werden will. Neidvoll blicken Erwachsene oft auf diese *glückliche Kinderzeit,* die mitunter gar nicht so glücklich war.

Die Zeit, wo das Wünschen noch geholfen hat, müssen wir deshalb in der frühen Kindheit suchen, wo sich Realität, Phantasie und Traum vermischen. Die Phantasie ist so stark, daß die Realität keine so große Bedeutung hat. Das Wünschen hat geholfen in der magischen, inneren Welt!

Sehr schnell, viel zu schnell, wird diese Phase durch die Erziehung, die darauf hinzielt, nur der Realität zu glauben, beendet. Die kreative Welt wird radikal durch Logik, Vernunft und Konsequenz ersetzt. Vor allem aber wird die Entwicklung der Gefühle beeinflußt.

In seinem Lied *Du bist ein Riese, Max!*[2] besingt der Liedermacher Reinhard Mey auf poetische Weise die Kraft und Energie, die kleinen Kindern innewohnt, wenn sie nicht zu kleinen Erwachsenen erzogen werden. Echte Elternliebe macht dagegen mutig und stark – echt in dem Sinne, daß sie nicht an Bedingungen geknüpft ist, so daß das Kind sich nicht «verbiegen» muß, um seinen Eltern zu gefallen.

In einer Leistungs- und Konsumgesellschaft stehen Rationalität und Effizienz immer im Vordergrund. So wie sich viele Erwachsene von ihren Träumen und Phantasien verabschiedet haben, meint man, daß auch kleine Kinder diese «unnötige» Phase möglichst schnell überwunden haben sollten. Dies glauben besonders Menschen, denen selbst wenig Raum während der «magischen Phase» gewährt wurde. Unbewußt übertragen sie ihre eigenen Erfahrungen bei der Erziehung. Die Haltung ist dann: *Hart gegen sich selbst und hart gegen andere*, was zwangsläufig ein Verlust an Selbstliebe bedeutet. Dabei verdient das, was in kleinen Kindern an Phantasie und Einbildungskraft entsteht, höchste Wertschätzung. Die farbige, innere Welt darf nie zerstört werden. Im Gegenteil, die Losung müßte vielmehr lauten, daß Erwachsene von Kindern lernen können. Das bekannte Bibelwort «*Wenn ihr nicht werdet wie die Kinder...*» meint genau dies. Die Welt mit den Augen der Kinder zu sehen, bedeutet zu staunen und sich über kleine Dinge zu freuen: einen Schmetterling, einen Marienkäfer oder das wunderbare Kunstwerk einer Blüte. Bedenklich ist auch, daß die natürlichen Reize dieser Welt in den Hintergrund treten und immer stärker durch elektronische Reize ersetzt werden. Erst kürzlich mußte ich miterleben, daß ein einjähriges Mädchen nur dann zu essen bereit war, wenn es gleichzeitig ein kleines Video auf dem Handy der Mutter ansehen durfte.

Kinder müssen Regeln lernen, sie brauchen Strukturen. Werden sie jedoch zu vehement und wenig liebevoll durchgesetzt, kann dies zu den in diesem Buch beschriebenen Störungen führen. Durch die Verformung der Persönlichkeit in der frühen Kindheit geht kreative Energie verloren. Erwachsene Menschen suchen sie in sich selbst vergebens. Stattdessen wachsen Frustration und Traurigkeit. Narzißtisch gestörte Menschen spüren dies als andauernde Wut, die sich scheinbar nicht abstellen läßt. Sie richten diesen Groll gegen alles und jeden. Dabei gilt er in erster Linie der eigenen Person, mit der sie chronisch unzufrieden sind.

Die frühe Kindheit ist eine äußerst sensible und für die Entwicklung der Persönlichkeit wichtige Zeit. Die Seele kleiner Kinder ist weit offen für Eindrücke, Erfahrungen, Erlebnisse, Wahrnehmungen, und sie muß es auch sein, denn Kinder sollen in eine Kultur hineinwachsen. Die ersten Menschen, denen sie begegnen, haben daher enormen Einfluß auf das gesamte Leben. Es werden «Weichen gestellt», in erster Linie von der Mutter.

In der magischen Phase bildet sich entscheidend das *Selbstgefühl* eines Menschen. Das Selbstgefühl ist das, was ein Mensch grundsätzlich sich selbst gegenüber empfindet: es ist im wahren Sinn des Wortes das *eingefleischte* Gefühl für sich selbst. Dieses ist natürlich Schwankungen unterworfen, so daß auch ein «gesunder» Mensch sich zeitweise gut und dann wieder weniger gut fühlt. Über die Zeit hinweg betrachtet, hat das Selbstgefühl aber eine gewisse Konstanz; man kann sagen, daß, von Schwankungen abgesehen, ein Grundgefühl wahrnehmbar ist.

Eine alte Hexe

Das Drama, daß ein Königssohn von einer alten Hexe verwünscht wird und in einem großen Eisenofen im Wald sitzen muß, ist nur zu verstehen, wenn wir die Bildersprache des Märchens übersetzen. Die Frage ist also, wer diese alte Hexe ist. Wer ist es, der während der frühen Kindheit, während der magischen Phase, dieses furchtbare Unheil anrichtet?

Märchen kennen gute Feen, die Bedrohten helfen, Menschen

etwas Gutes schenken oder wünschen, und böse Feen oder Hexen, die Unheil anrichten. Im Grimmschen Märchen *Dornröschen* treten an die Wiege des Kindes dreizehn weise Frauen, von denen zwölf dem Kind etwas Gutes und eine einzige etwas Schlechtes wünscht, das sich dramatisch bewahrheitet. Bei der Deutung der Märchen hilft es oft, wenn wir mehrere Figuren, die die Bühne betreten, als zu ein und derselben Person gehörend betrachten, als verschiedene Facetten einer Persönlichkeit. So, muß man sagen, ist es in der Realität. In jedem Menschen finden sich angenehme und weniger angenehme Seiten, helle und dunkle. Die hellen Seiten werden meist sehr gerne anerkannt und beachtet, die dunklen weniger; das geht soweit, daß Menschen versuchen, sie nicht wahrzunehmen, und sie verdrängen, verleugnen oder bekämpfen. Wie ein Schatten verfolgen uns dann unsere dunklen Seiten, wobei wir uns vergegenwärtigen müssen, daß Schatten nur entstehen kann, wenn Licht vorhanden ist.

Unter diesem Blickwinkel muß erkannt werden, daß auch die beste Mutter Seiten in ihrer Persönlichkeit hat, die nicht ideal sind und sich schädlich auf die Entwicklung eines Kindes auswirken. (Wenn ich im folgenden von der «Mutter» spreche, so meine ich damit auch andere Personen, die die Mutterrolle einnehmen, also alle nächsten Bezugspersonen des kleinen Kindes.) Manchmal ist es in den Märchen die *Stiefmutter*, zum Beispiel in *Aschenputtel* oder *Schneewittchen*, die diese unvermeidliche, mehr oder weniger starke negative Seite der Mutter verkörpert, manchmal die erwähnte böse Fee. Fast deutlicher als diese verkörpert die Hexe im Märchen den *negativen mütterlichen Aspekt*, also die Seite der Mutter, die bedrohlich oder gar zerstörerisch für das Kind ist. Dabei ist die Hexe im Märchen eine Gestalt, die sich im Verborgenen aufhält, im dunklen Wald, irgendwo in einem Keller oder in einer Höhle, genau wie unsere Schattenseiten im verborgenen ihre Wirkung entfalten. Mitunter haben Mütter eine solch *hexenhafte* Wirkung, ohne daß dies von außen gleich erkennbar ist.

Wenn die hexenhafte Seite der Mutter besprochen wird, löst dies nicht selten spontanen Widerspruch bei Müttern aus. Es entsteht schnell der Eindruck, daß sie für alle Probleme verantwortlich gemacht werden. Dies ist nicht die Absicht. Wo es um *hexenhafte* Seiten der Mutter geht, ist das Ziel, daß sie sich besser versteht, dann nämlich verliert ihr Schatten viel von seiner bedrohlichen Wirkung. Es gibt auch andere Faktoren als den Charakter der Mutter, die Einfluß haben auf ein kleines Kind: Krankheit – der Mutter oder des Kindes –, Schicksalsschläge, Not etc. Viele Mütter haben ihren Kindern gegenüber unangemessene Schuldgefühle. Hier spiegelt sich ihre Angst, als Mutter nicht zu genügen. Sie wollen perfekt sein.

Das «Hexenhafte» müssen wir als eine seelische Störung der Mutter verstehen, die sich oft ihres gestörten Verhältnisses zu sich selbst nicht bewußt ist, schon gar nicht einer möglicherweise schädigenden Wirkung auf ihr Kind. Häufig ist es so, daß nach außen alles unbeschwert geordnet und unproblematisch erscheint: das Kind wird mit Nahrung, Kleidung, mit allem, was es äußerlich braucht, versorgt, eventuell auch überversorgt. Das Bild einer scheinbar normalen Beziehung zwischen Eltern und Kind ist geradezu eine typische Begleiterscheinung der Persönlichkeitsstörung, die sich im Märchen *Der Eisenofen* verbirgt.[3]

Das Drama eines Menschen mit einer narzißtischen Störung beginnt mit dem Drama der Eltern, dies läßt sich aus dieser Anfangs- und Schlüsselszene leicht ableiten. Im Märchen steht, daß die Hexe den Königssohn in den Eisenofen hinein *verwünscht.* Dieser Ausdruck ist wörtlich zu nehmen, denn die Mutter (besser die dunkle, die gestörte Seite der Mutter) *wünscht* sich etwas Falsches.

Eine wirklich unbeschwerte Kindheit ist nur möglich, wenn ein Kind von seiner Mutter vorbehaltlos angenommen wird, so wie es ist (wobei andere nahe Bezugspersonen ein Defizit zu einem guten Teil ausgleichen können). Von der Qualität der Beziehung zur Mutter hängt auch nicht unmaßgeblich ab, ob das Selbstgefühl positiv und stark oder unsicher und schwach ist.

Die Hexe müssen wir als die negative, die dunkle Seite der Mutter verstehen, die radikalen Einfluß auf die Persönlichkeit des Kindes nimmt und keinen sicheren, starken Halt vermitteln kann. Letzteres ist nur möglich, wenn die Mutter sich selbst annehmen konnte. Nichts ist für ein Kind förderlicher als eine Mutter, die sich selbst lieben kann. Sie ist in der Lage, eine Atmosphäre zu schaffen, in der die Gefühle des Kindes ihren Raum haben, in der ihnen mit Achtung und Toleranz begegnet wird. In diesem Klima kann es selbständig werden und ein gesundes Selbstwertgefühl entwickeln. Wie wir noch sehen werden, lernen Kinder der Mütter, die selbst in ihrer Kindheit keine vorbehaltlose Liebe erfahren konnten, schnell, deren Bedürfnisse intuitiv zu erfassen und zu beantworten. Nur so erfahren sie Zuwendung, hat ihr Leben die Existenzberechtigung. Gefühle wie Neid, Eifersucht, Verlassenheit, Angst und Zorn werden unterdrückt, um Mutter oder Vater nicht zu verletzen.

Wieder muß die Bildersprache des Märchens übersetzt werden, damit verstanden wird, was damit gemeint ist, verhext zu werden und im Wald in einem Eisenofen sitzen zu müssen.

Der Raub der Gefühle

Die Aufgabe eines Ofens ist die Erwärmung eines Wohnraumes. Der Eisenofen, das zentrale Symbol dieses Märchens, steht jedoch mitten im Wald und ist nicht dazu geeignet, irgend etwas zu erwärmen: im Gegenteil, das Bild dieses Ofens vermittelt eher ein Gefühl der Kälte. Ein Eisenklotz fühlt sich kalt an, wenn man ihn berührt. Die Leitfähigkeit des Metalls verursacht auf der Haut eine schnelle Abfuhr der Wärme, so daß es sogar viel kälter erscheint, als es in Wahrheit ist. Tatsächlich tun sich Menschen mit dem Eisenofen-Syndrom oft schwer, sich warm zu fühlen und Wärme zu erhalten.[4] Ihre Haut ist schlecht durchblutet, und sie sind empfindlich gegen Kälte, insbesondere Zugluft.

Von Feuer und Wärme ist in diesem Märchen auch nicht die Rede, sondern der Eisenofen ist ein einsames Gefängnis mitten im Wald, in das ein Königssohn hineinverwünscht wird. Die völlige Verlassenheit, die Isoliertheit von anderen vermitteln ein Bild unendlichen Jammers und trostloser Verlassenheit. Eingesperrt in einem Eisenofen ist jemand, dem seine Bewegungsfreiheit genommen wurde, der festgesetzt wurde, der sich nicht mehr regen, sich nicht frei fühlen und entfalten kann, der nicht er selbst sein kann – ein Bild tiefen Leids und unendlicher Qual! Der Eisenofen steht psychologisch dafür, daß Gefühle in einem «dicken Eisenpanzer» eingesperrt und festgehalten werden. Fühlen wir uns in den verhexten Königssohn hinein, verspüren wir die Enge eines unerträglich erscheinenden inneren Gefängnisses. Menschen mit narzißtischer Persönlichkeitsstörung empfinden tatsächlich immer wieder ein schmerzendes Gefühl innerer Leere und extremer Langeweile.

Das Märchen behauptet, daß es eine Hexe war, die den Königssohn in den Eisenofen sperrte. Wir sind bereits kurz auf die Hexe eingegangen, sie stellt die negative Seite der Mutter dar, die einem kleinen, heranwachsenden Kind sehr schaden kann. Hier soll das Gesagte noch vertieft werden.

Mütter haben ihren Kindern immer nur das Beste zu geben, sich für sie zu opfern, immer für sie dazusein, so die landläufige Vorstellung. Eine *Rabenmutter* zu sein ist ein schlimmer Gedanke und verursacht Schuldgefühle. Was aber ist eine *gute Mutter?*

Bei der Beziehung zwischen Mutter und Kind geht es immer um die richtige Distanz, um einen Mittelweg zwischen einem Zuviel an Fürsorge, was erdrückend und einschränkend sein kann, und dem anderen Extrem, der Vernachlässigung, die dazu führt, daß ein Kind sich nicht zu entfalten vermag, da notwendige Strukturen nicht entwickelt werden können. Werden die berechtigten Bedürfnisse kleiner Kinder nicht genügend beachtet, entstehen Störungen, die lebenslang nachwirken. Zu den elementaren Bedürfnissen eines kleinen Kindes gehört auch, daß es auf liebevolle Weise lernt, Grenzen zu akzeptieren. Frustrationen sind unvermeidbar, die Mutterbrust steht nicht immer und zu jeder Zeit zur Verfügung, das müssen schon Säuglinge lernen. Entscheidend scheint die Haltung der Mutter zu sein, die einfühlsam das Kind zu beruhigen weiß und ihm hilft, Unbehagen zu ertragen. So kann das innere Gleichgewicht bei Störungen wiederhergestellt werden und die Fähigkeit, mit Enttäuschung, Unlust, Mißstimmung etc. umzugehen, kann wachsen.

Selbstliebe

Ein Kind lernt, sich selbst zu lieben, wenn die Mutter ihm vermitteln kann, daß es um seiner selbst willen geliebt wird. Der Glanz in den Augen der Mutter, wenn sie ihr Kind anschaut, ist ein untrügliches Zeichen des Wohlwollens und der tiefen

Freude über seine Existenz. In dieser Atmosphäre entsteht Wohlbehagen, und es wächst die Sicherheit, erwünscht und willkommen zu sein auf dieser Welt. Auf diese Weise kann die Liebe der Mutter förmlich *Platz nehmen* in der Persönlichkeit des Kindes. Sie kann sich mit dem innersten Kern des Wesens dieses Menschen verbinden und mit ihm zu einer Einheit verschmelzen.[5] Liebe kann von Menschen, die solche Liebe erfahren haben, ungezwungen zum Ausdruck gebracht werden als natürlicher und selbstverständlicher Bestandteil der Person. Diese vorbehaltlose Liebe erfahren zu haben ist also nicht nur die Voraussetzung, um sich selbst zu lieben, sondern auch die Voraussetzung, die es möglich macht, andere Menschen lieben zu können. Mutterliebe ist demnach ein Segen, den tragischerweise nicht alle Menschen in ausreichendem Maße erfahren dürfen.

Bereits das werdende Kind im Mutterleib reagiert auf Zuneigung oder Ablehnung. Unerwünschte Säuglinge sind häufiger untergewichtig und werden eher krank als erwünschte, da ihr Immunsystem offensichtlich schwächer ist. Die Liebe der Mutter in der frühen Kindheit entscheidet aber nicht nur über Gesundheit und Krankheit, sie prägt auch maßgeblich das Selbstgefühl. Der Körper, insbesondere die Bauchregion, ist der Ort des Gefühls. Die Liebe der Mutter spürt das kleine Kind in seinem Körper, besonders in Form von Liebkosungen, Gestreichelt- und Gehaltenwerden. Dies führt zu Wohlbehagen und zum Gefühl der Geborgenheit und Sicherheit. Demnach ist liebevoller Hautkontakt und überhaupt der Kontakt zum Körper des Kindes entscheidend dafür, daß sich das Selbstgefühl positiv und stark entwickelt. Lieben wird nicht unmaßgeblich über die Haut gelernt!

Wichtig ist auch, daß die Botschaft der Mutter eindeutig ist. Das, was sie sagt und tut, sollte identisch mit dem sein, was sie empfindet. Ein Kind fühlt sich verlassen, wenn es mechanisch versorgt wird, weil die Mutter gedanklich mit ihren Problemen beschäftigt ist.

Kleine Kinder erleben sich als allmächtig, allwissend und grandios und wachsen erst allmählich in die äußere Wirklichkeit hinein. Wenn sie in ihren Bedürfnissen nicht genügend befriedigt werden, ziehen sie sich in ihre phantastische innere Welt zurück. Dies ist ein normaler Prozeß, da sie so die Möglichkeit haben, sich vor einer grauen, mitunter ängstigenden und harten Welt zu schützen. Sie isolieren sich und bringen sozusagen den verletzlichen inneren Kern in Sicherheit. Geschieht dies auf dem Hintergrund einer leichten Kränkung und ist der Vorgang vorübergehender Natur, kann sich das Kind bald wieder öffnen und sich frei und sicher in seinem wahren Selbst fühlen. Tiefe Kränkungen oder ständige Belastungen stören jedoch die Entfaltung seiner Persönlichkeit.

Werden Grundbedürfnisse nach Aufmerksamkeit, Bestätigung, Zuneigung und Versorgung nicht genügend befriedigt, zieht sich das Kind immer mehr zurück in eine *splendid isolation,* in eine überlegene Isolation, nach dem Motto: «Ich benötige niemanden, ich bin viel besser als die Person, von der ich Liebe zu erwarten hätte, ich bin selbst mein Ideal.» Was die Ablehnung verursacht hat, wird entwertet oder zerstört: «Ich hasse dich dafür, daß du mir das nicht gibst, was mir zusteht, aber ich zeige dir meine Bedürftigkeit nicht.»

Das kleine Kind kann sich seine Existenzberechtigung nicht selber geben, es ist abhängig von positiver Spiegelung durch die Eltern. Eltern, die sich selbst nicht mögen, können ihr Kind nur unzureichend spiegeln, sie können nur mangelhaft zum Ausdruck bringen, daß es willkommen und gut ist, wie es ist. In solchen Fällen ist das Kind gezwungen, sein Selbstwertgefühl wie oben beschrieben auf krankhafte Weise herzustellen.

Normalerweise besteht eine Spannung zwischen dem, was ein Mensch ist, und dem, was er glaubt, sein zu müssen (seinem Ich-Ideal). Menschen mit gesundem Narzißmus wissen, daß sie nicht perfekt sein müssen, daß sie nicht allen überlegen zu sein haben, daß sie versagen dürfen etc. und trotzdem «richtig» sind. Bei Menschen mit einer narzißtischen Persönlichkeitsstörung wird das Selbst aufgeblasen. Das, was sie sind, und das, was sie glauben, sein zu müssen, ist verschmolzen zu einem *grandiosen Selbst*. Sie identifizieren sich in der Phantasie mit dem eigenen Idealbild, um auf diese Weise Unabhängigkeit von der Bewertung durch andere herzustellen. Die negativen Anteile, die nicht ins Ideal passen, werden verdrängt und oft auf andere projiziert. Diese Idealisierung der eigenen Person und der eigenen Fähigkeiten ist hochgradig realitätsfern und führt dazu, daß diese Menschen nicht mehr deutlich erkennen können, wer sie wirklich sind.

Der Königssohn im Eisenofen steht dafür, daß etwas, das sehr verletzt wurde, sich eingekapselt hat. Es ist das wahre Selbst, das nicht entfaltet werden konnte. Unter diesen Bedingungen kann die volle Lebensfreude sich nicht frei entwickeln und nach außen strömen. Gefühle in ihrer gesamten Bandbreite könnte man leben, wenn dieses furchtbare Gefängnis nicht wäre. Der dicke Panzer blockiert jedoch den freien Fluß der Gefühlsenergie. Besonders die Fähigkeit, das Herz für die Liebe zu öffnen, ist blockiert. Die tiefe Verletzung ist im Grunde ein *Raub der Gefühle*.

Das Selbst (der Königssohn) ist schwach oder wenig entwickelt und daher anfällig für jede Form von Verletzung oder Kränkung. Der dicke Eisenpanzer entspricht der Muskelpanzerung, die Menschen mit dem Eisenofen-Syndrom entwickeln mußten. In Haltung und Gang kann sich dies in der Weise spiegeln, daß der Eindruck entsteht, sie seien ständig mit einer kugelsicheren Weste unterwegs.

Um das wahre Selbst zu schützen, entsteht der Mechanismus der Spaltung in Schwarz und Weiß. Alles, was das wahre Selbst bedrohen könnte, wird abgewehrt und bekämpft, ist schwarz, falsch, bösartig und schlecht – es wird *entwertet*. Alles, was das grandiose Selbstgefühl unterstützt, fördert und bestätigt, wird begrüßt und *idealisiert*. Der Mensch im Eisenofen kann sich selbst nicht in seiner Gesamtheit wahrnehmen, er kann aber auch andere Personen nicht sehen, wie sie wirklich sind, und daher kann er sie nicht wirklich verstehen. Er wird jeden Menschen immer nur nach dem Muster betrachten: Ist er für mich oder gegen mich? Damit ist seine Wahrnehmung eingeschränkt auf bestimmte Anteile der Persönlichkeit, beispielsweise nur auf die guten oder nur auf die – von ihm aus gesehen – schlechten.

Individuation

Wie sich ein Kind zu einem eigenständigen und selbstverantwortlichen Wesen entwickelt, wird seit vielen Jahren intensiv erforscht. Dieser Prozeß ist für Störungen anfällig und hat, wenn er nicht gelingt, prägenden Einfluß auf das gesamte Leben. Zwischen eineinhalb und drei Jahren entdeckt ein Kind immer mehr, daß es sich von der Mutter unterscheidet, während es sich zuvor in vielen Bereichen wie eins mit ihr erlebte. Allmählich lernt es, eine eigene Meinung zu haben:

Der dreijährige Michael sitzt schon seit einiger Zeit vor seinem Mittagessen und stochert ein wenig herum, ohne zu essen. Die Mutter bemerkt dies und möchte, daß Michael endlich ißt. Sie lobt den Wohlgeschmack des Essens und demonstriert mit Gesten, wie gut es ihr schmeckt. Michael schaut die Mutter an und sagt: «Du kannst mir sagen, daß ich essen soll, *aber nicht, daß ich essen* will.»

Es ist von großer Bedeutung, daß die Mutter die wahre Meinung von Michael wertschätzt, damit er sicher unterscheiden lernt, ob er etwas wirklich will oder nicht. Das wahre Selbst soll in dieser Phase gestärkt werden.

Menschen, die in dem Gefühl leben, in einem Eisenofen zu sitzen, haben, wie erwähnt, ihre Verletzung sehr früh in ihrer Kindheit erlitten. Nach außen ist das Bild einer Familie oft perfekt, aber die Beziehung zur Mutter beziehungsweise der Person, die die Rolle der Mutter vertritt, ist gestört. Oft trifft man bei Rückfragen auf eine kalte, harte, unmenschliche und egoistische Haltung der Mutter. Häufig war sie unnachgiebig und zeigte sich in extremer Weise dominant und manipulativ. Kälte und herzlose Strenge sind hier die wesentlichen Merkmale der Mutter. Oft sind die Manipulationen aber auch so subtil, dass auf den ersten Blick sogar eine besonders gute Mutter zu sehen ist. Immer aber will eine solche Mutter ihr Kind so haben, wie es ihren eigenen Vorstellungen entspricht. Sie fühlt sich nicht selten selbst vom Leben betrogen und ist ablehnend – allerdings auf verdeckte, unterschwellige Art. Oft mißbraucht sie das Kind für ihre Zwecke, beispielsweise, um besonders gut dazustehen, um bewundert zu werden wegen seiner überdurchschnittlichen Fähigkeiten, die zur Schau gestellt werden. Auch eine starke Betonung von Äußerlichkeiten, insbesondere körperlicher Schönheit des Kindes, ist zu beobachten.

Das Gewissen wurde nicht liebevoll integriert

Kinder halten sich an Regeln, nicht nur aus Angst vor Strafe, sondern auch, weil sie ihre Eltern lieben. Sie möchten Vater oder Mutter nicht verletzen, indem sie etwas Verbotenes tun. Andererseits sollten Eltern Verständnis für Fehler und Schwächen ihrer Kinder haben und die notwendige Nachsicht üben, aber auch Konsequenzen ziehen. Auf der Einhaltung von Regeln sollte einfühlsam bestanden werden. Dann fühlt sich das Kind angenommen in seiner Unzulänglichkeit, und das Gewissen wird liebevoll integriert. Dieser Prozeß gelingt bei Menschen im Eisenofen meist nicht. Entweder führten scharfe Strafmaßnahmen in übertriebener Härte zu Trotz und Haß, oder es wurden zu wenig Grenzen errichtet. Erziehungshaltungen wie: «Man darf alles tun, man darf sich nur nicht erwischen lassen», führen zu egoistischem Verhalten. Meist haben Menschen im Eisenofen große Probleme mit Regeln. Diese werden nur aus Angst vor Strafe eingehalten und nicht, weil ein Unrechtsbewußtsein, verbunden mit Mitgefühl für andere, vorhanden wäre.

Eine kranke Form der Beziehung entwickelt sich. Menschen, die, bildlich gesprochen, «im Eisenofen sitzen müssen», stand die Möglichkeit, zu wirklicher Selbstliebe zu finden, nicht zur Verfügung. Aus dem Gesagten geht hervor, daß das zentrale Problem von Menschen mit einer narzißtischen Störung ist, *daß sie als kleine Kinder zur Befriedigung der Bedürfnisse der Mutter – oder anderer enger Bezugspersonen – herhalten mußten und nicht in ihrer Eigenständigkeit geliebt wurden.*

Oft leidet solch eine Mutter selbst an dem Eisenofen-Syndrom – oder an seinem «Spiegelbild», das im Märchen durch die Prinzessin verkörpert wird[6] – und ist auf die eigenen Bedürfnisse fixiert oder stark mit inneren Problemen und Befürchtungen beschäftigt. Aus ihrer eigenen Voreingenommenheit heraus ignoriert sie die Stimmungen und Spannungen ihres Kindes oder versteht sie völlig falsch und kann sie daher nur unzureichend wahrnehmen und befriedigen. Auch übertriebene Reaktionen mit Panik oder Angst auf Bedürfnisse oder Stimmungen des Kindes weisen auf einen Mangel an Einfühlungsvermögen hin. Negative Stimmungen oder psychische Spannungen der Mutter überschwemmen das Kind, ohne daß es sich dagegen zur Wehr setzen kann. Beides, die mangelnde Fähigkeit, sich in das Kind hineinzufühlen, besänftigend und beruhigend auf es einzuwirken, wie auch eine übermäßige Einfühlung, die jeder Unlust vorbeugen will, verhindert den notwendigen Lernprozeß, Frustrationen und Entsagungen zu ertragen.

Reagiert die Mutter auf ihr Kind falsch, übertrieben oder überhaupt nicht, fühlt sich das Kind verlassen, gekränkt und einsam und zieht sich in seine innere Welt der Größenphantasien zurück (in die Zeit, als das Wünschen noch geholfen hat), die eine Schein-Unabhängigkeit erzeugt, die natürlich keine ist. Es kapselt sich in seinem Schmerz ab, und der Eisenpanzer beginnt zu wachsen. Es versucht, mit eigenen Mitteln herzustellen, was ihm von den Eltern nicht gegeben oder zugestanden wurde. Nach dem Grundsatz: «Ich brauche niemanden», versucht es, Autonomie herzustellen, Pseudoautonomie, denn natürlich ist es immer noch auf andere angewiesen.

Die Rolle des Vaters wird im allgemeinen zeitlich später von Bedeutung für die kindliche Entwicklung. Natürlich verschärft sich die Problematik, wenn auch er unter dem Eisenofen-Syndrom leidet. Es ist jedoch ebensogut möglich, daß der Vater das, was das Kind bei der Mutter so schmerzlich vermißt, ausgleicht und so eine Störung verhindert oder zumindest mildert.

Das falsche Selbst

Das Märchen symbolisiert, im Bild des Königssohnes, der im Eisenofen sitzen muß, die Zwangslage, die Not eines Menschen, der in der frühen Kindheit nicht bedingungslos geliebt wurde. Er kann seinem inneren Gefängnis nicht entkommen. Es ist ein Bild des Grauens, und tatsächlich haben diese Menschen während ihrer Kindheit das Grauen erlebt.[7]

Das Bild des Ofens ist nicht zufällig, denn das alles beherrschende Bedürfnis des Eisenofen-Menschen ist der *brennende* Wunsch nach Liebe und Wärme. Aber wie bekannt, ist dieser Ofen kalt und ohne Feuer. Eingeschlossen im Eisenofen, kann der Königssohn seine Persönlichkeit und Liebe nicht entfalten. Aus diesem tiefen Dilemma entwickelt sich das entscheidende Problem von Menschen, die eine narzißtische Persönlichkeitsstörung haben: Sie sind gezwungen, die früh vermißte Liebe in hoffnungslos übersteigerter Weise immer wieder zu suchen.

Die Hexe haben wir als die Anteile der Mutter verstanden, die das Kind nicht lieben konnten. Um überhaupt weiterzuleben, *mußte* sich der Königssohn in den Eisenofen hineinbegeben, man könnte auch sagen: er flüchtete in den Eisenofen vor der übermächtigen, ängstigenden und alles kontrollierenden Mutter. Er war förmlich gezwungen, sich selbst in diesen Käfig zu sperren, sich mit dicken Eisenplatten zu umgeben, um nur ja die eigenen Impulse, Wünsche und Gefühle zu unterdrücken und vollkommen den Erwartungen der Mutter zu entsprechen.

Wir haben geschildert, daß die fehlende Liebe eine Verhärtung der Muskulatur im Brustkorb zur Folge hat. Der unterdrückte Schmerz führt zu einer Panzerung, die Atmung, Bewegung und Gefühl blockiert und behindert. Die Verletzung, der starke Schmerz, wird aber insbesondere im Herzen gespürt. Es zieht sich förmlich zusammen. Das Risiko einer Verengung der Herzkranzgefäße ist gegeben und damit die Entstehung von Herz-Kreislauf-Erkrankungen.[8] Im Bauch konzentrieren sich starke Wut- und Haßgefühle, weil berechtigte Bedürfnisse nicht befriedigt werden. Doch es ist gefährlich, ja unmöglich, die wahren Gefühle: Wut, Haß und Enttäuschung, zu zeigen, da dies die Ablehnung weiter verschärfen würde. Sie werden daher vor anderen immer besser versteckt, statt dessen entsteht eine Maske, die diese wahren Gefühle verbirgt. Unterschwellig jedoch bleiben sie erhalten und prägen fortan die Gefühlswelt.

Ein Kind lernt schnell, seine eigenen Bedürfnisse zurückzustellen. Es spürt, daß die Mutter selbst bedürftig ist, und versucht mit allen Mitteln, ihr zu helfen. Es tut dies mit dem Ziel, wieder eine Mutter zu haben, die sich um es kümmert, die *spiegelt*, daß es so willkommen ist, wie es ist. Ist die Mutter selbst bedürftig, übernimmt das Kind für sie die Rolle der Mutter. Es entwickelt Schuldgefühle, wenn es ihm nicht gelingt, ihre Bedürfnisse zufriedenzustellen. Es ist glücklich, wenn es ihm kurzfristig gelingt, denn davon lebt es.

Nur zu leicht geschieht es, daß es hierfür sein wahres Selbst, seine wahren Gefühle und Empfindungen opfern muß, daß es gezwungen ist, ein falsches Spiel zu betreiben. Es entsteht das schale Gefühl, nur wegen der erbrachten Leistung geliebt zu werden. Dies ist keine wirkliche Liebe, sondern Anerkennung der Leistung! Zumindest fühlt sich das Kind in diesem Falle wichtig, gebraucht, und es fühlt: ich bin etwas wert! Nur zu leicht verwechselt es das Gefühl, welches sich beim Erfahren von Anerkennung einstellt, mit Liebe. Wie viele Menschen streben nach Anerkennung, weil sie wirkliche Liebe vermissen mußten!

Der scheinbare Vorteil der Anerkennung ist, daß sie erarbeitet werden kann. Wenn es schon nicht möglich ist, Liebe als Geschenk zu empfangen, förmlich umsonst, besitzt der Mensch im Eisenofen die Macht, sich selbst zu helfen. Mit Leistung wird er versuchen, die Leere der nicht erfahrenen Liebe zu füllen. Sein Lebensmotto lautet daher oft: *Ich muß viel tun, um geliebt zu werden.* Auch Perfektionismus wird als Mittel eingesetzt, um andere vom eigenen Wert zu überzeugen. Der Perfekte schneidet wesentliche Gefühle ab, besonders die, die ihn menschlich erscheinen ließen.

Wurde das Herz des Kindes gebrochen, wurden seine Gefühle geraubt, besteht nun sein Dasein darin, eine funktionierende Marionette sein zu müssen, die auch dann den Vorgaben der Eltern gehorchen muß, wenn diese längst nicht mehr anwesend sind. Die frühe, extrem prägende Zeit, während der die Verletzung stattfand, verursacht nämlich eine verhängnisvolle Dynamik: Das Drama besteht darin, daß Menschen das, was die Eltern ihnen antaten, zukünftig sich selbst antun. Die Kälte, mit der die Eltern ihnen begegneten, die Mißachtung wahrer Bedürfnisse, das Verbergen von echten Gefühlen werden zum erworbenen Bestandteil der Persönlichkeit. Nur was gelebt werden kann und darf, kann sich auch entwickeln. Gefühle, die nicht gelebt werden dürfen, bei der narzißtischen Störung sind es insbesondere Wut- und Ärgergefühle, möglicherweise auch Angst und Schmerz, aber auch Lust und Freude, können sich nicht entwickeln und können auch nicht «kultiviert» werden. Anstelle des wahren Selbst entsteht das falsche Selbst.

Der Ofen steht nicht in einem Zimmer, wohin er eigentlich gehören würde, sondern draußen im Wald. Daß er dort steht, darf keineswegs als zufällig angesehen werden. Der Wald gilt als mütterliches Symbol, und so wird die Bedeutung der Mutter für den Eisenofen-Menschen noch unterstrichen. Der Fluch wird durch die Tatsache, einsam und verlassen im Wald stehen zu müssen, geradezu verstärkt. Übersetzen müssen wir daher dieses Bild in der Weise, daß es die Mutter ist, die ihren negativen Einfluß weiterhin ausübt. Daß der Eisenofen im Wald steht, ist also ein deutlicher Hinweis sowohl auf die innere Einsamkeit des Eisenofen-Menschen wie auch darauf, daß der prägende Einfluß der Mutter weiter nachwirkt. Der Eisenofen ist zum Bestandteil der Persönlichkeit geworden und kann nur schwer verlassen werden.

Die frühe, radikale Störung der Persönlichkeitsentwicklung hat massive Folgen, die sich lebenslänglich auswirken werden. Die fehlende Liebe der Mutter in dieser Zeit hinterläßt eine Lücke, die nur schwer wieder zu schließen ist. Wie eine Kette, in der ein Glied fehlt, ist die Persönlichkeit zerrissen, und der Betroffene ist darauf angewiesen, unter Aufwendung aller ihm zur Verfügung stehenden Mittel und Energien diesen Schaden auszugleichen. Ein tiefer Schmerz treibt ihn an, der nach außen oft nicht erkennbar ist. Zu sehr hat sich der Betroffene in seinen Eisenofen zurückgezogen. Alles an ihm ist hart und kalt, selbst der Blick kann wie aus Eisen sein.

Ohne ein echt wohlwollendes Gegenüber aufwachsen zu müssen verzerrt die kindliche Entwicklung und hinterläßt große Traurigkeit und tiefe Demütigung. Der Eisenofen ist ein eindrückliches Bild dafür, wie stark und schmerzhaft diese Gefühle sind und wie unerträglich sie erscheinen. Mit allen Mitteln (mit dem dicken Eisenpanzer) müssen sie abgewehrt werden, damit sie nicht zu spüren sind. Jede Demütigung wird extrem intensiv erlebt. Schon geringe Kränkungen können zum Abbruch von Beziehungen führen. Keine oder zuwenig wirkliche Liebe erfahren zu haben macht sehr verletzlich. Um diesen Mangel auszugleichen, wird der Mensch im Eisenofen nach Macht streben, sich immer härter machen, Gefühle ignorieren, abspalten, verleugnen und verdrängen und somit scheinbar unabhängig werden, nach seinem Grundsatz: Ich brauche niemanden! Jede erneute Kränkung wird als ein Anschlag auf die Existenz erlebt. Auch konstruktive Kritik trifft bis ins Mark und wirkt wie ein vernichtender Angriff, denn der Mensch im Eisenofen muß ohne ein starkes Selbstgefühl leben.

Es gehört zu den Überlebensmechanismen aller Menschen, daß sie mit Defiziten, mit Entbehrungen und Mangelsituationen zurechtkommen und in der Lage sind, auch Situationen zu ertragen, die ihnen Extremes abverlangen. Lebewesen, die sich nicht in genügender Weise anpassen können, sterben aus. Auch der Mensch im Eisenofen hat eine Form des Überlebens entwickelt; doch dabei ist er gezwungen, mit großem inneren Leid zu leben. Ich möchte zusammenfassend verständlich machen, wie der Teufelskreis entsteht, der zum immer neu inszenierten Drama wird:

Menschen, die dem Königssohn im Eisenofen entsprechen, versuchen, die Unfähigkeit zur wirklichen Selbstliebe dadurch auszugleichen, daß sie auf übertriebene bis extreme Weise Zuwendung und vor allem Bewunderung von anderen suchen. Nach außen erscheinen sie eventuell hoffnungslos in sich selbst verliebt, ohne Gespür dafür, wie sie mit ihrem auffälligen Verhalten wirken. Die tiefe Verletzung während der frühen Kindheit hat sie so werden lassen.

Das Dilemma ist darin zu sehen, daß die fehlende innere Sicherheit, zu genügen, geliebt zu sein und sich selbst lieben zu können, immer noch von außen kommen soll, um das innere *Loch* zu stopfen. Mit der Sucht nach Bestätigung, Bewunderung und Liebesbezeugungen wird das innere Defizit bekämpft. Es gibt im Menschen eine Art inneres Gefäß, in dem alles, was er an Zuneigung, Aufmerksamkeit und Sympathie geschenkt bekommt, sicher gelagert werden kann, ein inneres Gefäß, aus dem ein Mensch normalerweise schöpfen kann, wenn die Dinge sich nicht so entwickeln, wie er es möchte. Er greift dann zurück auf positive frühere Erfahrungen, auf gute innere Bilder also, und wird in seinem Gefühl für sich selbst nicht erschüttert. Seine Selbstsicherheit wird grundsätzlich erhalten, wenn die Ereignisse nicht so extrem sind, daß sie die Persönlichkeit zerstören (z. B. durch sexuellen Mißbrauch, Terror, Folter etc.).

Anders beim Menschen im Eisenofen! Sein inneres Gefäß ist wie durchlöchert, und so ist er gezwungen, es unentwegt zu füllen: mit Bewunderung, Anerkennung und Liebesbeweisen durch andere. Ohne ständige Zufuhr wird das Reservoir sehr schnell leer. Erfolge können daher nicht wirklich genossen werden, sondern verstärken die ohnehin vorhandene Sehnsucht nach mehr.

Die Energie dieser Menschen ist nicht selten extrem, und sie leisten häufig Beachtliches. Besonders versuchen sie, wie bereits erwähnt, Macht zu erlangen, mit dem Ziel, die starke Angst vor Verletzung zu besiegen. Sie sind häufig über weite Strecken äußerst diszipliniert und selbstbeherrscht, um sich vor Demütigung zu schützen. Das Leben im Eisenofen ist daher oft sehr anstrengend, und man möchte sich fragen, wie diese Menschen das aushalten.

Der innere Antrieb für ihre mitunter exzessive Arbeits- und Leistungswut und ihren Perfektionismus entspringt der Unfähigkeit, sich selbst zu lieben, und nicht dem Glauben an eine beziehungsweise dem Einsatz für eine Sache. Von außen ist mitunter schwer zu erkennen, ob es einem Menschen, der sich anstrengt, in erster Linie darum geht, zu glänzen und mit seinen Taten Achtung und Anerkennung zu erreichen, oder ob es ihm um eine Idee geht, von der er überzeugt ist.

Die Wunde, nicht um seiner selbst geliebt worden zu sein, ist immer noch offen, und demzufolge ist eine große Verletzlichkeit zu beobachten. Kritik an der eigenen Person wird kaum ertragen. Solche Menschen flüchten sofort in den Eisenofen, um sich vor Verletzungen zu schützen. Folgende Fallgeschichte, in der ein Patient über seine Schwierigkeiten spricht, ist typisch für Eisenofen-Menschen.

Ich weiß, daß ich nicht verlieren kann. Alles mögliche darf passieren, und ich bleibe ruhig; aber wenn ich verliere, drehe ich durch. Ich betrinke mich, fange Streit an, zerstöre alles, bin völlig unberechenbar. Manchmal kann ich meine Wut nicht sofort äußern, weil dies zu große Nachteile hätte; vergessen und verziehen jedoch ist der Vorfall noch lange nicht. Die nächste Gelegenheit, wo ich mich furchtbar räche, kommt bestimmt. Ich kann einem anderen Menschen freundlich ins Gesicht lächeln und ihm gleichzeitig gerade in diesem Augenblick die Füße vom Boden wegtreten.

Verlieren können verweist auf die Fähigkeit, Kränkungen zu ertragen. Menschen mit gestörtem Selbstwertgefühl haben große Angst vor Erniedrigungen.

Das grandiose Bild, das sie häufig von sich selbst entwickeln müssen, ist auch eine Form, sich vor Angriffen oder Erniedrigungen zu schützen. Sie erscheinen unangreifbar und haben ein perfektes System der Verteidigung entwickelt. Sie können andere Menschen nicht an sich heranlassen, obwohl ein starkes Bedürfnis nach Liebe und Zuneigung vorhanden ist. Sie sind nicht selten extrem selbstsüchtig und auf die Befriedigung der eigenen Bedürfnisse fixiert. Das Verhalten von Menschen im Eisenofen wirkt auf andere oft nicht anziehend!

So ist auch die Königstochter im Märchen keineswegs bereit, sich auf eine Beziehung mit dem Eisenofen einzulassen, und versucht, andere vorzuschicken; ja, sie spürt große Angst und Ablehnung und denkt: *«Lieber Gott, was soll ich mit dem Eisenofen anfangen!»* So erfahren diese Menschen wegen ihrer Überheblichkeit beziehungsweise Arroganz offene oder versteckte Ablehnung. Ihre Sucht nach Anerkennung wirkt in einer Weise abstoßend, daß sie von anderen häufig Zurückweisungen erleben.

Das Fehlen von Angenommen- und Akzeptiertwerden hatten wir jedoch geradezu als Auslöser der Krankheit, als frühes Drama und tiefe Verletzung erkannt. So muß man sagen, daß Menschen im Eisenofen selbst unbewußt dazu beitragen, daß sich ihr Leid, ihr Elend wiederholt. Der Teufelskreis schließt sich in der Weise, daß mit jeder Kränkung die Wände des Eisenofens immer noch dicker werden. Gefühle werden stärker abgespalten, das eigene Ego immer weiter aufgeblasen, um Kränkungen und Verletzungen nicht zu spüren. Sie flüchten sich in unrealistische Vorstellungen über sich selbst. Sie sehen sich als der eigentliche Mittelpunkt der Welt und spüren nicht, daß ihre Erwartungen an sich selbst und andere völlig unrealistisch und überzogen sind. Es sind diese extrem übertriebenen Forderungen und Zuwendungsbedürfnisse, die den Kontakt so unangenehm für andere werden lassen. Die gefühlte Ablehnung führt jedoch nicht zu einer Verhaltenskorrektur. Der Mensch im Eisenofen wird immer wieder mit denselben ungeeigneten Mitteln versuchen, sein Leben positiver zu gestalten.

Dadurch wird er immer einsamer und verlassener; alles wird immer liebloser, wirklichkeitsfremder und hoffnungsloser. Er lernt immer perfekter, Gefühle abzuschalten, förmlich einzufrieren, so daß er schließlich kaum noch zu wirklichen Empfindungen in der Lage ist. Die Folge ist, daß sich die schon erwähnten quälenden Gefühle der inneren Leere und Langeweile einstellen. Ebenso sind Gefühle der Sinnlosigkeit und Nichtigkeit schmerzhafte Begleiter des Betroffenen. Gerade weil er unangenehme Gefühle wie Trauer und Schmerz vermeidet, kann er sich auch nicht mehr richtig freuen, denn er hat einen Eisenpanzer um alle Gefühle gelegt. Der Mensch im Eisenofen ist gefangen in seiner Welt, in seiner Art zu leben und zu denken. Allein kann er nicht entkommen, dafür sind die Eisenplatten viel zu dick.

Das Gesicht von Herrn K. wirkt wie eine steinerne Maske. Wenn er versucht zu lächeln, ist es merkwürdig verzerrt. Seine Augen sind starr, so wie alles an ihm leblos und kalt wirkt. Im Gespräch wird er leicht zynisch, und seine Ausdrucksweise läßt andere Menschen schnell auf innere Distanz gehen. Irgendwie signalisiert er, daß mit ihm «nicht gut Kirschen essen» ist. Jedenfalls bleiben seine Mitmenschen auf Abstand und reagieren eher vorsichtig; denn nur zu leicht könnten sie Zielscheibe seiner harten Abwertungen werden.

Auf merkwürdige Weise sind diese Menschen nicht wirklich an anderen interessiert. Es fehlt die Fähigkeit, mitzuschwingen und sich in andere Individuen hineinzufühlen. Sie leben in ihrer Welt, getrennt von andern, genau wie das Märchen dies bildhaft zum Ausdruck bringt: eingesperrt in einem Gefängnis, in einem Eisenofen.

Menschen, die nicht richtig lieben können, sind auch nicht in der Lage, sich richtig zu freuen. Der Mensch im Eisenofen erlebt die bunte Welt um sich herum, sieht, wie andere glücklich sind, und spürt verstärkt, daß er ausgeschlossen ist, nicht teilnehmen kann an der Unbeschwertheit des Daseins. Gerade in der Anwesenheit von fröhlichen Menschen wird er sich nicht wohl fühlen; es sei denn, er betäubt sich mit Suchtmitteln, die die starken inneren Blockaden lockern. Unter ihrem Einfluß wird seine Zunge eventuell locker, und er kann sich seiner großen Taten rühmen. Er hält seine Gefühle für echt und übersieht leicht, daß andere jetzt nur über ihn lachen. Sie nehmen ihn nicht ernst, lassen sich von ihm einladen, und als Gegenleistung bestärken sie seine übergroßen Selbstdarstellungswünsche. Alles soll sich um seine Person drehen, als sei er der Mittelpunkt der Welt.

Er selbst beobachtet seinen Körper mit großer Aufmerksamkeit und Sorge. Wehwehchen werden zu lebensbedrohlichen Krankheiten, begleitet von entsprechenden Inszenierungen. So wie alles einmalig an ihm ist, ist auch jede kleinste Störung der Gesundheit Grund zu dramatischen Existenzängsten. Auch wenn er nach außen so unverletzlich und stark erscheint, ist er in Wirklichkeit ein ängstlicher Mensch, der wenig Sicherheit in sich selbst findet. Alter, Krankheit und Tod verursachen viel Angst, da er unfähig ist, sich dem Leben zu überlassen. So sehr er Rücksicht und Verständnis für sich fordert, so wenig Mitgefühl kann er für die gesundheitlichen Probleme seiner Mitmenschen entwickeln.

Wut, Haß und Neid

Das innere Gefängnis verursacht nicht nur Gefühle der Leere und Langeweile, sondern führt auch zu starken Wut- und Haßgefühlen. Gerade Wut, Neid und Haß sind meist die dominierenden und alles andere übertünchenden Gefühle des Menschen, der dem Bild des Königssohns im Eisenofen entspricht. Er schaut voller Neid auf andere, denen es eventuell besser geht. Allein die Zufriedenheit eines anderen Menschen kann zu starken Haß- und Neidgefühlen führen. Dies wird geleugnet, da *Neidischsein* bedeuten würde, schwach zu sein, nicht perfekt, sondern klein und bedürftig. Daher können Neidgefühle nicht zugelassen werden, der innere Schmerz würde noch verstärkt. So sucht ein solcher Mensch nach Möglichkeiten, das Positive zu zerstören. Er verbreitet eine negative, aggressive Stimmung, regt sich über alles mögliche auf, versucht die Laune seiner Mitmenschen herunterzuziehen, sieht nur negativ beziehungsweise prangert die Fehler anderer an, um mit den eigenen Verstimmungen nicht mehr allein zu sein. Er wird erst ruhiger werden, wenn seine zerstörerische Energie ihre Wirkung getan hat. Da er Neid nicht offen zeigen darf, wird dieser oft indirekt zum Ausdruck gebracht:

Immer, wenn meine Mutter fragte, was ich mir zum Geburtstag oder zu Weihnachten wünsche, sagte ich, daß ich nichts brauche. Während der Therapie ist mir bewußt geworden, daß ich aus Trotz Geschenke ablehnte. Ich fühlte mich hinter meinen Bruder zurückgesetzt und war neidisch auf ihn; mein Selbstwertgefühl war tief verletzt, und ich wollte nichts von jemandem haben, der mich so tief gekränkt hatte.

Jeder, der versucht, sich in den Königssohn im Eisenofen hineinzufühlen, wird seine starke Wut nachvollziehen können. Er, der es als Königssohn gewöhnt ist, alle Freiheiten zu haben, der verwöhnt wird, dem alle Wünsche von den Augen abgelesen werden, der Sorgen nicht kennt – er sitzt im Gefängnis. Gerade diese Widersprüchlichkeit erzeugt eine starke Spannung. Einerseits das idealisierte Leben völliger Problemfreiheit und gleichzeitig ein furchtbares Gefängnis: der Eisenofen. Kein Wunder, läßt die Trostlosigkeit des Eingesperrtseins Menschen, die im Eisenofen sitzen, Wut und Haß als die Gefühle erleben, die alle anderen überschatten:

Nach einer gruppendynamischen Übung war Frau K. überrascht, daß sie plötzlich weinen mußte. Tiefe Trauer brach förmlich aus ihr heraus: «Ich wußte gar nicht, daß es solche Gefühle in mir gibt, ich dachte, daß ich immer nur Wut auf andere und Selbsthaß empfinden kann.»

In den Gefängnissen der Welt werden Wut und Haß förmlich geschürt. Menschen, die physisch eingesperrt werden, gelingt es oft nicht, eine Strafe als gerecht und als angemessene Sühne für verwerfliche Taten zu verstehen. Die meisten Straftäter werden wieder rückfällig, nicht zuletzt, weil sich ihr Haß während der Haftzeit noch verstärkt hat.

Das unsichtbare Gefängnis – der Eisenofen als Bild dieses inneren Zustands – ist fast schlimmer, als wirklich eingesperrt zu sein. Auch wenn jede Bewegung frei geschehen kann, wird das innere Gefängnis überallhin mitgenommen. Nicht selten haben diese Menschen alles, was sie sich wünschen: Geld, Besitz, Ruhm und Ehre, nur ihre innere Freiheit fehlt, und sie wissen sie nicht zu erreichen.

Während der Therapie können sie sich nicht erinnern, jemals *keine* Wut gespürt zu haben. Wut und/oder Groll waren ständige Begleiter. Meist ist ihnen nicht bekannt, woher die Aggressionen kommen, welche Ursache sie haben.[9]

Frau S., eine suchtkranke Patientin, wirkt ständig angespannt und unterschwellig aggressiv. Zunächst versuchte sie während der stationären Therapie immer wieder, einer Auseinanderset-

zung mit ihren seelischen Nöten mit gespielter Problemlosigkeit, heiterer Gelassenheit und manchmal auch bissiger Ironie und Zurückweisung zu entgehen. Erst gegen Ende der Therapie läßt sie sich auf ein Gespräch ein, in dem sie auch ihre Probleme beschreibt.

Alle Verhaltensweisen des Menschen im Eisenofen, die nach außen so wenig anziehend wirken: sein Drang nach Perfektion, sein übersteigertes Selbstdarstellungsbedürfnis, seine Maßlosigkeit sind letztlich Zeichen seiner tiefen Unsicherheit und seiner verzweifelten Suche nach Selbstverwirklichung, Liebe und Selbstfindung. Unbewußt sucht er nach Grenzen, die er in sich selbst nicht findet.

Die Flucht in die Beziehung

Märchen zeigen Entwicklungswege, die schließlich glücklich enden. Der Mensch, der zunächst so hoffnungslos im Eisenofen eingesperrt ist, bekommt damit, daß sich eine Prinzessin im Wald verirrt, eine Chance. Wird das Unglück der Prinzessin zum Glücksfall für den Königssohn im Eisenofen? – Wie dem auch sei: Wenn auch der Weg noch weit ist bis zu einer Erlösung, so ist viel damit gewonnen, daß überhaupt etwas in Bewegung kommt.

Wie eine Beziehung beginnt, ist bestimmend für ihren weiteren Verlauf und sagt immer Wesentliches über die Partner aus. Verliebte übersehen nicht selten, was von außen zu beobachten ist. Ihr Blick ist entrückt in eine andere Welt, ihre Gefühle sind zu stark, als daß sie sich irritieren ließen. In diesem Sinne ist auch die Begegnung zwischen dem Menschen im Eisenofen und der Prinzessin zu verstehen. Ein Mensch im Eisenofen, eingeschlossen in seiner Qual und Not, hat es schwer, eine Liebesbeziehung aufzunehmen. Der dicke Eisenpanzer verhindert, daß er wirkliche Nähe erleben kann. Die Begegnung mit der Hexe (die negative Seite der Mutter) war in einer Weise schmerzhaft, daß er panische Angst davor hat, daß sich wiederholen könnte, was einmal so weh tat und immer noch nachwirkt in der Tatsache, daß er im Eisenofen sitzen muß. Wieder der Teufelskreis: Seine Sehnsucht nach Liebe ist groß und schier unersättlich, aber sie ist zunächst mit nichts zu stillen, dies wird sich zeigen.

Als kleines Kind wandte er sich mit all seiner Liebe an die Mutter; aber seine Hoffnung, daß sie diese erwidern würde, erfüllte sich nicht. Im Grunde ersehnt er immer noch ihre Liebe, und genau so ist die Szene vor dem Eisenofen zu verstehen. Nachdem er so lange einsam im Eisenofen im Wald verharrt hat, ist er bereit, für Liebe alles zu tun. Seine tiefe Programmierung lautet sowieso: Ich muß viel tun, um geliebt zu werden.

Partnerschaften werden meist nach dem Schlüssel-Schloß-Prinzip geschlossen. Mit traumwandlerischer Sicherheit finden sich Partner, die scheinbar entgegengesetzte Probleme haben. Häufig gelingt es in der Therapie, wesentliche Charaktereigenschaften des Partners beziehungsweise der Partnerin zu beschreiben, ohne ihn/sie persönlich zu kennen. Mit großer Sicherheit wird sie die Persönlichkeitsmerkmale aufweisen, oft sogar verstärkt, die dem betreffenden Patienten fehlen. Traut er sich zum Beispiel nicht, Ärgergefühle zu äußern, wird sie dies wahrscheinlich sehr gut bis übertrieben vermögen. Desgleichen suchen sich Menschen, die sich nicht durchsetzen können, also viel zu duldsam sind, Partner, die mit Vehemenz ihre Meinung vertreten. Da diese mitunter rücksichtslos vorgehen, später auch gegen die eigene Partnerin oder den eigenen Partner, sie sozusagen unterdrücken, schlägt die anfängliche Hoffnung, vom durchsetzungsfähigen Partner zu profitieren, ins krasse Gegenteil um.

Der Königssohn im Eisenofen hat das Problem, sich nicht wirklich im positiven Sinne abhängig machen zu können. Die tiefe Verletzung, die nicht heilen konnte, läßt ihn auf Distanz bleiben. Er kann, so die Szene im Märchen, lediglich aus dem Ofen herausrufen, er kann sich so allerdings um das Problem der Prinzessin kümmern. Das ist aber auch schon alles. Wir müssen den Menschen im Eisenofen somit als jemanden verstehen, der in seiner Liebesfähigkeit außerordentlich eingeschränkt ist. Der stumme Begleiter, den der Königssohn der Königstochter mitgibt, damit er sie aus dem Wald hinausbegleitet, muß als ein Teil von ihm verstanden werden.

Typisch für den Menschen im Eisenofen ist weiterhin, daß er sich sowieso lieber um die Probleme anderer kümmert als um die eigenen. So lenkt er von den eigenen Schwierigkeiten ab und erzeugt ein Gefühl der Überlegenheit und besonderer Bedeutung. Ein Zustand, der immer wieder mit Vorliebe gesucht wird und bei einigen zu einem regelrechten Helfersyndrom führt.

Die wahre Not der Königstochter

Im Märchen wird der Anschein erweckt, als sei es zufällig, daß sich eine Prinzessin im Wald verirrt und zu einem Eisenofen gerät. Erst wenn die wenigen, aber markanten Hinweise auf ihr Leben untersucht werden, wird deutlich, daß es bei diesem Treffen, wie bei der Partnerwahl im allgemeinen, keine Zufälle gibt. Die Frage, welche Schwierigkeiten und Probleme die Person hat, die sich als Prinzessin im Wald verirrte, ist also von großer Bedeutung.

Während wir beim Königssohn im Eisenofen von einer Hexe hörten und diese als die negativen Aspekte seiner Mutter identifizierten, die furchtbaren Schaden anrichteten, findet die Mutter der Prinzessin im Märchen keinerlei Erwähnung. Die Rede ist immer nur von ihrem Vater, dem König, dessen einzige Tochter sie ist und der sich in auffälliger Weise an sie klammert. Sie hat sich verirrt, und es muß vermutet werden, daß dies mit dem Fehlen der Mutter zu tun hat. Daß diese im Märchen nicht erwähnt wird, muß nicht unbedingt bedeuten, daß sie nicht vorhanden ist, nicht mehr oder an einem anderen Ort lebt. Daß sie nicht in Erscheinung tritt bei solch wichtigen Fragen, Entscheidungen und Sorgen, die mit der Forderung des Königssohns im Eisenofen verbunden sind, sagt aber etwas über ihre Bedeutung aus: keine! Nur der Vater ist der Prinzessin wichtig. Daß sie zu ihm den Kontakt verloren hat, erscheint ihr unerträglich. Sie ist in so großer Not, daß sie selbst auf das völlig absurd erscheinende Angebot des Eisenofens eingeht, der ihr weiterhelfen will um den Preis, daß sie ihn heiratet.

Die auffällig enge Beziehung zwischen König und Prinzessin können wir so verstehen, daß die Tochter für den Vater die Rolle der Partnerin übernommen hat – sie dient also als Partnerersatz. In gewisser Weise hat sie die Position ihrer Mutter eingenommen. Dies bedeutet nicht, daß es unweigerlich eine sexuelle Beziehung zwischen Vater und Tochter geben muß; wobei zu sagen ist, daß diese engen Beziehungen öfter auf unterschwellige Weise einen mehr oder weniger starken erotischen Charakter haben. Man spricht in diesen Fällen von latentem Inzest. Latenter Inzest ist viel häufiger als allgemein angenommen. In der Realität schafft diese Form des emotionalen Mißbrauchs lebenslange Abhängigkeiten. Dabei wird der Preis von der Tochter zu zahlen sein, die auf diese Weise mißbraucht wird.

Töchter, die in die Rolle des Partnerersatzes geraten, befinden sich sozusagen im goldenen Käfig. Der Vater, der seine Tochter über alles liebt und auf ihre Liebe nicht verzichten will, wird alles tun, um sie bei sich zu behalten. Er wird sie eng an sich binden und nicht zulassen, daß sie in Not gerät. Dieses System wird erst durch die Pubertät der Tochter gefährdet. Sie wird beginnen, auf eigenen Füßen zu stehen, und sich aus der engen, erdrückenden Liebe des Vaters befreien wollen. Der merkwürdige Ausflug der Tochter in den Wald – von dem gesagt wurde, dass er ein mütterliches Symbol sei –, in dem sie sich schließlich verirrt, ist somit als Versuch zu werten, erwachsen und selbständig zu werden. Daß dieser Versuch mißlingen muß und die Tochter sich, so beschreibt es das Märchen, hoffnungslos im Wald verirrt, kann so verstanden werden: Mit dem mütterlichen Bereich, als den wir den Wald gedeutet haben, ist sie nicht vertraut. Sie wurde in eine Abhängigkeit zu ihrem Vater förmlich hineinerzogen. Selbstsüchtig will er sie für sich behalten und tut alles, um sie nicht zu verlieren. Ihr fehlte das Vorbild zur Entwicklung ihrer Weiblichkeit: die Mutter, die ihr hätte zeigen müssen, was es heißt, eine erwachsene Frau zu sein, die selbständig leben kann.

Kinder, die zum Partnerersatz werden, haben diese Rolle meist schon früh im Leben eingenommen. Immer, wenn die Ehe der Eltern scheitert, ein Partner stirbt oder in einem Maße erkrankt, daß er *ausfällt*, besteht die große Gefahr dieser Beziehungsdramatik. Viele Menschen bleiben auch aus Bequemlichkeit, Angst vor Eigenständigkeit oder materiellen Gründen in Beziehungen, die gescheitert sind. Die Kinder werden in diesen

Fällen oft zu Vertrauten von Vater oder Mutter, zum Partnerersatz. Viel zu früh lernen sie, die Probleme der Erwachsenen zu verstehen. Besonders großes Verständnis entwickeln sie für die Sorgen und Nöte des vom Schicksal betrogenen Elternteils. Sie sind zuständig für sein Wohl und dafür, daß sie mit ihrer Anwesenheit ein wenig Trost in das Leben ihres Vaters oder ihrer Mutter bringen.

Die enge Bindung an einen Elternteil hat scheinbar auch für das Kind Vorteile, es fühlt sich aufgewertet und in gewisser Weise mächtig; denn es spürt, wie sehr es gebraucht wird. Hier wird das Selbstwertgefühl in entscheidender Weise geprägt – nach dem Motto: *Ich bin nur dann wertvoll, wenn ich mich um die Sorgen und Nöte anderer kümmere.* Oft wird von den Eltern nicht bemerkt, wie wenig die wahren Bedürfnisse des Kindes befriedigt werden. Vor allem fehlt die gesunde Distanz zwischen Elternteil und Kind. Es wird um die unbeschwerten Teile seiner Kindheit betrogen: wirklich Kind sein zu dürfen, sich nach und nach auch in selbständigen Aktivitäten zu erproben, sich lösen und ein eigenes Leben gestalten zu dürfen.

Nicht selten werden solche Kinder verwöhnt, da sie ja der wichtigste Mensch für Vater oder Mutter sind. Auch der König im Märchen erweckt unzweifelhaft den Eindruck, daß ihm die Tochter das Liebste ist, was er hat. Sie möchte er keinesfalls verlieren. Töchter oder auch Söhne in der Partnerersatz-Rolle werden nicht selten mit Zuneigung überschüttet. Bei genauer Betrachtung enthält das Wohlwollen des Elternteils aber immer Bedingungen, unausgesprochene Botschaften: *Du mußt tun, was ich dir sage; du mußt bei mir sein; du darfst mich nicht verlassen; zeige mir deine Zuneigung!* Mit anderen Worten: Auch diese Kinder werden nicht um ihrer selbst willen geliebt, auch sie können ihr wahres Selbst nicht entwickeln.

Unausweichlich kommt die Zeit, in der die Beziehung zwischen Vater und Tochter schwieriger wird. Sie wird den Wunsch verspüren, sich an einen Partner zu binden. Die sexuellen Bedürfnisse richten sich zunehmend darauf, mit einem Geliebten intim zu werden. Sie will ausgehen, tanzen, sich verabreden, mit anderen glücklich sein. Die Harmonie ist gestört. Der Vater, der seine Prinzessin nicht verlieren will, schränkt offen oder verdeckt ihre Freiheiten ein. Er ist eifersüchtig auf jeden, der ihr gefällt. Wenn die Stäbe des Käfigs auch aus Gold sind, so sind sie doch vorhanden. An dieser Stelle wird eine merkwürdige Parallele deutlich, insofern klar wird, daß beide eingesperrt sind, der Königssohn und die Prinzessin. Beide haben die Botschaft erhalten: *Du mußt nur mir gefallen*! Der Königssohn wurde in den Eisenofen und die Prinzessin in den goldenen Käfig gesperrt. Dieser taucht zwar als Bild im Märchen nicht auf, kann aber erahnt und erschlossen werden, wenn die Beziehung zwischen Vater und Tochter untersucht wird. Die von außen so unterschiedlichen Persönlichkeiten haben im Grunde viele Ähnlichkeiten. Auch die Prinzessin wurde bereits als Kind manipuliert und für die Interessen des Vaters mißbraucht.

Weiterer Aufschluß ist zu gewinnen, wenn verstanden wird, daß die Prinzessin sich zunächst im Wald verirren muß! Wie soll sie allein einen Weg aus der Abhängigkeit von ihrem Vater finden? Viel zu sehr werden Söhne oder Töchter in der typischen Partnerersatz-Rolle behütet. Ihnen wurde offen oder verdeckt vermittelt, daß sie allein nicht zurechtkommen, daß sie notwendigerweise immer bei dem geliebten Elternteil zu bleiben haben. Jede Form von Autonomie, die Distanz zum Elternteil bewirken könnte, verursacht Schuldgefühle. Abhängigkeit ist von Angst (ich schaffe es nicht alleine) und von Schuldgefühlen (ich darf meine/n Mutter/Vater nicht verlassen, ich bin dafür zuständig, daß es ihr/ihm immer gutgeht) gekennzeichnet.

Zwei Menschen ziehen sich magisch an

Erinnern wir uns an das obenerwähnte Schlüssel-Schloß-Prinzip, wonach der eine Partner das im Übermaß besitzt, was dem anderen fehlt, und umgekehrt. Der Königssohn im Eisenofen hat das Problem, sich nicht wirklich auf eine Beziehung einlassen zu können. Der starke Eisenpanzer verhindert Nähe und positive Abhängigkeit. Der Eisenofen-Mensch ist unfähig, sich in andere Menschen hineinzufühlen, sich wirklich auf sie einzulassen. Es ist seine extreme Verletzlichkeit, seine Angst vor (erneuter) Kränkung, die ihn auf Distanz bleiben läßt. Die unbewußte innere Entscheidung, nie mehr in einer Beziehung verletzt zu werden, verursacht diese panische Angst vor Nähe. Das kleine Kind, das einmal auf die glühende Herdplatte faßte, bleibt dieser zukünftig mit großem Respekt fern. Viel tiefer und viel grausamer ist die Verletzung, die der Königssohn im Eisenofen erleben mußte.

Wer eine nähere Beziehung eingeht, liefert sich in gewisser Weise einem anderen Menschen aus. Er vertraut sich an, und je weiter er sein Herz öffnet, um so verletzlicher wird er werden. In Beziehung sein zu können bedeutet demzufolge auch, in der Lage zu sein, Kränkungen zu ertragen. Beziehung ist definiert – und es scheint paradox – durch Liebe und Haß, weil Liebe immer auch weh tut.

Die Prinzessin hat das umgekehrte Problem. Sie ist unfähig, ohne Beziehung zu sein. Die viel zu große Nähe zu ihrem Vater hat sie unselbständig und abhängig bleiben lassen. Ihr tiefes Lebensskript lautet: *Ich muß mich immer um andere kümmern, damit ich mich wohl fühlen kann.* Das Dilemma der Prinzessin ist darin zu sehen, daß sie Distanz nicht ertragen kann. Sie fühlt sich nur sicher, wenn sie sich möglichst eng gebunden weiß. In ihrem Lebensskript findet sie ja auch so etwas wie Lebensaufgabe oder Bedeutung!

Wir erkennen zwei Menschen, die das entgegengesetzte Problem in sich tragen: Auf der einen Seite der Mensch im Eisenofen, der seine Gefühle nicht äußern kann, auf der anderen Seite die Prinzessin, die ihre Gefühle nicht zurückzuhalten vermag, die sich hilflos ihren starken Gefühlen ausgeliefert erlebt und ein Übermaß an Anteilnahme, Mitgefühl, Schuldgefühlen etc. entwickelt. Sie versinkt förmlich in diesen Gefühlen und verliert sich selbst, da sie nur noch die Bedürfnisse und Wünsche ihres Gegenübers spürt.

Im Gegensatz zum Königssohn im Eisenofen, der zunächst nichts von sich selbst zu verschenken vermag, verschenkt sich die Prinzessin vollständig. Ihre Gefühle sind nicht eingepanzert wie beim Königssohn, aber auch ihr fehlen wesentliche Fähigkeiten einer reifen, autonomen Persönlichkeit. Sie kann sich nicht abgrenzen, kann nicht nein sagen und ihr eigenes Königreich aufbauen, was bedeuten würde, Unabhängigkeit zu entwickeln. In gewisser Weise sind auch bei ihr Gefühle blockiert, nämlich genau die, die der Eisenofen-Mensch im Übermaß erlebt: Wut und Haß sind Gefühle, die sie nicht haben darf. Im weiteren Verlauf des Märchens erleben wir die Prinzessin als treu, leidensbereit bis zur Selbstaufgabe, gehorsam und ergeben. Wir werden sehen, daß sie zwar in der Lage ist zu tiefem Mitgefühl und Trauern, jedoch scheinen ihr Aggressionen fremd zu sein, Wut und Ärger sind nicht zu erkennen. Selbst als ihr Geliebter plötzlich verschwunden ist, sieht sie die Schuld hierfür nur bei sich selbst und versucht, alles zu tun, um ihn wiederzugewinnen.

Der Partner, der so gegensätzlich ist, ist der Spiegel für die ungelebte Seite von uns selbst, die wir eigentlich auch verstärkt leben sollten, vor der wir uns aber fürchten und die wir unbewußt quasi stellvertretend durch den Partner leben lassen wollen. Dies hat den Nachteil, daß Persönlichkeitsentwicklung so nicht stattfinden kann. Statt an der eigenen Reifung zu arbeiten, wird man beginnen, sich gegenseitig zu bekämpfen, indem man konsequenterweise den Partner für das eigene Unglück verantwortlich macht: «Wenn du anders wärest, könnte ich dich lieben. Ich bin unglücklich, weil du so bist.» In diesem Sinne bleiben beide fixiert auf die Haltung: «Du mußt dich ändern, damit es mir gutgeht.» Aus Distanz läßt sich leicht erkennen, daß diese Einstellung genau der manipulativen Haltung eines Elternteils entsprach, der diese Forderung schon früh an das kleine Kind stellte: *Sei so, wie ich dich haben will, damit es mir gutgeht.* Der Entwicklung zur Selbständigkeit und Autonomie ist so die Basis entzogen. Die Abhängigkeit vom Elternteil wird zur Abhängigkeit vom Partner. Eine mögliche Lösung bestünde darin, die «Spiegelfunktion» des Partners ernst zu nehmen, damit erkannt wird, welche Bereiche unterentwickelt sind und was zu lernen notwendig ist, damit Selbständigkeit lebbar wird.

Ich liebe dich, weil ich dich brauche!

Wie sehr der Königssohn im Eisenofen Hilfe braucht, ist von außen unschwer zu erkennen. Anders in der Realität: Menschen, die im Eisenofen sitzen, vermitteln den Eindruck, keinerlei Hilfe zu benötigen. Oft spüren sie nicht einmal ihre Bedürftigkeit und würden eine solche weit von sich weisen. Erst wenn nichts, aber auch überhaupt nichts mehr möglich ist, lassen sie sich helfen.

Dies spiegelt sich auch in der Szene vor dem Eisenofen. Allein das mächtige Bild des großen Ofens strahlt Macht und Überlegenheit aus, und es ist gefährlich, sich mit ihm einzulassen, dies zeigt der weitere Verlauf! Es sieht so aus, als habe er lange auf die Gelegenheit gewartet – endlich ist da jemand, der hilflos dasteht und mit einem Problem nicht fertig wird!

Der Mensch im Eisenofen ist überlegen, weiß Bescheid, sein harter Panzer hat ihm den Überlebenskampf in einer ängstigenden und bedrohlichen Welt ermöglicht. Dies imponiert der Prinzessin-Frau, da ihr genau dies fehlt. Damit ist sie aber auch existentiell auf ihn angewiesen. Weit davon entfernt, eine Liebesbeziehung mit dem «Eisenofen» eingehen zu wollen, stimmt sie zu, sich helfen zu lassen.

Nicht selten beginnen Beziehungen genau nach diesem Muster. Die Partner spüren, daß sie eigentlich nicht zueinander passen, aber da ist irgend etwas, das Nutzen verspricht. Auf der einen Seite das erhebende Gefühl, einem anderen Menschen weiterhelfen zu können, und auf der anderen Seite die Erleichterung, bei einem unlösbar erscheinenden Problem den richtigen Helfer gefunden zu haben. – Dies wird oft mit Liebe verwechselt. Wieder bildet sich das Schlüssel-Schloß-Prinzip ab. Der Eisenofen, der für die Königstochter – wie in der Vergangenheit ihr Vater – Problemlöser ist, kann offensichtlich noch mehr. Er könnte dazu verhelfen, Distanz von dem besitzergreifenden Vater zu gewinnen.

Auch der Königssohn im Eisenofen will die Prinzessin auf der Stelle heiraten. Der Eisenofen-Mensch fühlt sich magisch angezogen von einer Frau, die fähig ist, tiefe Gefühle zu zeigen. So kann sie zum Beispiel traurig sein und weinen, etwas, was der Mensch im Eisenofen schon lange nicht mehr vermag. Er spürt seine Überlegenheit, denn eine gleichberechtigte Beziehung könnte er nicht ertragen. Daher sucht er jemanden, der abhängig ist, der sich klein und unterlegen fühlt. Nur so kann er sich sicher fühlen, denn hinter einer großartigen Fassade ist er selbst erschreckend klein und verletzlich.

Bei der Partnerwahl sind es die unbewußten Prozesse, die meist eine viel größere Rolle spielen als die bewußten und entscheidend zu einer gegenseitigen Bindung beitragen. Partner, die nicht geeignet sind, das innere Drama miteinander zu wiederholen, kommen für eine enge Bindung nicht in Frage. Traumwandlerisch sicher finden sich Menschen, die ihre Kindheitstragödien miteinander inszenieren. Die Frage, warum dies so ist, kann beantwortet werden, wenn die Macht des Unbewußten in Rechnung gestellt wird: Diese Kräfte sind immer stärker als der Wille. Natürlich ist der Grad der Verletzung unterschiedlich stark. Bei einem Menschen wie dem Königssohn im Eisenofen hat sie sehr früh und radikal stattgefunden und ist entsprechend tief.

Das Märchen erzählt, dass die Müllerstochter und die Tochter des Schweinehirten anstelle der Prinzessin den Eisenofen heiraten sollen, damit Vater und Tochter zusammenbleiben können. Doch ihnen gelingt es nicht, ein Loch in den Eisenofen schaben. Aus der Umgangssprache kennen wir die Redewendung «Das kratzt mich nicht!», womit jemand ausdrückt, daß er sich nicht berührt fühlt von einem Vorfall. Der Königssohn im Eisenofen will nur die Allerbeste, keine Geringere als die Königstochter darf es sein. Das Normale, Natürliche, behauptet das Märchen an dieser Stelle, ist nicht in der Lage, den Eisenofen zu öffnen. Darum war es auch nicht möglich, daß Müllerstochter oder Schweinehirtentochter irgend etwas von dem Ofen abschaben konnten. Entsprechendes finden wir im folgenden Fallbeipiel:

Während der Familientherapie erkennt Frau K. sich in der Rolle der Königstochter, die am Eisenofen schabt, wieder. Alle Versuche, ein Loch in den «Eisenpanzer» ihres Mannes zu schaben, sind bis dahin gescheitert. Immer wieder fühlte sie sich zurückgewiesen, verraten und schließlich verzweifelt. Wollte sie ihn umarmen, spürte sie seine Abneigung. Gesprächen wich er aus, und auch innerhalb der Wohnung versuchte er, sich zu isolieren. Mitunter sprach er tagelang nicht mit ihr. Alle ihre Versuche, wirklichen Kontakt zu ihm herzustellen, waren gescheitert. Immer wieder hatte sie vergeblich versucht, ihm ihre Zuneigung zu zeigen. Dabei machte ihr das Gebaren ihres Mannes Schuldgefühle. Sie suchte die Ursache für das abweisende Verhalten bei sich und glaubte, es sei in ihrer Person begründet. Zu dem Bild, das sie von sich selbst verinnerlicht hat, gehören deutliche Selbstzweifel nach dem Motto: Ich genüge nicht; ich muß viel tun, um geliebt zu werden. Ihre Mutter, die ähnliche Persönlichkeitsmerkmale wie ihr Partner aufwies, hatte sie immer wieder mit der Erzeugung von Schuldgefühlen manipuliert und, genau wie im Märchen beschrieben, in der Partnerersatzrolle mißbraucht.

Beiden Partnern wird deutlich, daß die Beziehung schon lange in einer Sackgasse steckt.

Menschen mit dem Eisenofen-Syndrom träumen häufig von idealer Partnerschaft, dabei ist letztlich niemand gut genug. Sie investieren viel Energie in die Eroberung, sobald jedoch die Beziehung hergestellt ist, verliert sie ihre Spannung. Sie wird uninteressant, langweilig und vor allem als Einschränkung der persönlichen Freiheit erlebt. Die nächste Eroberung soll für neue Bestätigung und neue Reize sorgen. Eisenofen-Menschen pendeln zwischen Idealisierung und Entwertung. Dies ist auch im Märchen zu erkennen. Während der Phase der Annäherung ist die Königstochter die einzige, die ihn erlösen kann. Nachdem sie jedoch nicht absolut den Erwartungen entspricht – im Bild des Märchens: mehr als drei Worte sagt –, erfolgt die Entwertung, sie wird ohne Kompromisse, unerbittlich und erbarmungslos, verlassen. Wie sich noch zeigen wird, fehlen dem Königssohn viele Fähigkeiten, die es ihm ermöglichen würden, sich auf eine Beziehung einzulassen. So ist er zunächst nicht wirklich an einem anderen Menschen interessiert, sondern an dem schönen Gefühl der Verliebtheit. Er will sich sonnen in Bewunderung und Bestätigung, die er dringend benötigt zur Stabilisierung seines brüchigen Selbstwertgefühls.

Während der Gruppentherapie findet Herr N. den Mut, sich zu öffnen und über seine Beziehung zu Frauen zu sprechen: «Bisher habe ich Partnerinnen immer ausgenutzt. In Wahrheit habe ich einen großen Haß auf Frauen, und ich weiß nicht, wieso das so ist. Manchmal fühlte ich mich sehr schlecht und schuldig deswegen. Vielen Menschen habe ich weh getan, indem sie meine

Aggressionen zu spüren bekamen, ich habe sie förmlich terrorisiert, oft ohne Grund. Ich suchte Streit, nur um zu verletzen. Wenn die Partnerin «am Boden lag», bin ich gegangen oder habe versucht, den Schaden mit liebevollem Verhalten zu beheben. Dieser Vorgang wiederholte sich immer wieder. In meiner derzeitigen Partnerschaft ist das Ende schon abzusehen, wenn ich mich nicht ändere.

Bei der Untersuchung der Beziehung von Herrn N. während der Therapie wird deren stabil-instabiler Charakter offensichtlich. Das einzig Stabile ist das Instabile. Aus Angst vor Unterlegenheit und um die eigene Bedürftigkeit und das Angewiesensein nicht spüren zu müssen, wertet Herr N. die Partnerin massiv ab. Wenn diese sich trennen will, befürchet er eine *Verlassenheitsdepression*, einen Zustand, den er nicht ertragen kann und will. Er versucht nun mit allen Mitteln, die Beziehung zu retten. Er paßt sich an, wird charmant und liebenswürdig, verspricht Besserung. Wenn die Beziehung dann wieder *gekittet* ist, werden bald die alten Ängste wieder wach, und weiter dreht sich der Teufelskreis.

Es ist spannend zu beobachten, wie sich die Beziehung im Märchen weiterentwickelt und wie es möglich wird, daß der Königssohn den Eisenofen verlassen kann. Die Versuche von König und Königstochter, den Eisenofen zu betrügen, müssen fehlschlagen. Sie sind ein deutlicher Hinweis dafür, wie sehr sich auch die Prinzessin vor einer Bindung fürchtet. Sie lebt in starker Ambivalenz: Einerseits möchte sie ihren Vater nicht verlassen, und andererseits möchte sie es wohl doch. Wir erkennen deutlich, daß der Vater mehr noch als sie selbst versucht, das unaufhaltsame Schicksal zu verhindern.

Menschen, die sich mit der Königstochter identifizieren, haben dieses deutliche Gefühl, zwischen Baum und Borke leben zu müssen und es im Grunde niemandem recht machen zu können. Häufig fühlen sie sich noch abhängig von einem besitzergreifenden Elternteil, und doch ist bereits der Partner da, der sie vollkommen für sich beansprucht, dem sie auch zugehören möchten. Die Fesseln der Eltern, die solche Kinder an sich binden, sind aber zu stark, als daß diese sich vorbehaltlos auf einen Partner einlassen könnten.

Der Mut der Verzweiflung

Zunächst wird die Prinzessin förmlich zum Mut, sich auf den Eisenofen einzulassen, gezwungen. Bevor das ganze Reich (die ganze Persönlichkeit) zusammenbricht und kein anderer Ausweg zu erkennen ist, tut sie, was sie versprochen hat. Dabei müssen wir ihren Widerstand in erster Linie als etwas verstehen, was von ihrem Vater ausgeht; er hat Müllerstochter und Schweinehirtentochter geschickt. Letztlich stimmt die Behauptung, daß das ganze Reich zerstört würde, wenn sie sich nicht auf den Eisenofen einließe, denn sie würde weiterhin in der Abhängigkeit von ihrem Vater leben und damit ihre Freiheit und Persönlichkeit opfern. Bei vielen Menschen bleibt die Entwicklung ihrer Individualität an dieser Stelle stehen. Sie finden nicht zu einer Reife, die sie beziehungsfähig macht.

Die Lösung aus Abhängigkeit ist immer ein radikaler und ängstigender Prozess, der oft nicht oder nur ungenügend gelingt, auch das spiegelt sich in der Szene vor dem Eisenofen. In den Märchen und Sagen finden sich zahllose Bilder, die das notwendige Drama beschreiben. Immer, wenn eine Hexe besiegt, ein Drache (ein anderes Bild für den negativen mütterlichen Aspekt) getötet werden muß oder verbrannt wird, ein böser Zauber überwunden werden muß, geht es um die Befreiung aus elterlicher Vorherrschaft.

Im Alltag besteht der sicherlich häufigste Versuch, sich aus der Umklammerung der Eltern zu lösen, darin, eine Partnerschaft einzugehen. «Das erste und einzige Mal, daß ich mich gegen meine Eltern durchsetzte, war, als ich darauf bestand, meinen Mann zu heiraten!» So die Aussage einer Patientin. Mit Hilfe des Partners scheint das erreichbar, was allein nicht möglich ist.

Eine tragische Beziehung

«... und wie zwei Stunden vorbei waren, hatte sie schon ein kleines Loch geschabt. Da guckte sie hinein und sah einen so schönen Jüngling, ach, der glimmerte in Gold und Edelsteinen, daß er ihr so recht in der Seele gefiel.» – Es hat «gefunkt», auch bei der Prinzessin; sie spürt tiefe Zuneigung zu dem Königssohn im Eisenofen. Übersetzt bedeutet dies, daß starke Liebesgefühle in der Lage sind, den Eisenofen zu zerstören. Der Fluch der Hexe ist gebrochen, und die Erleichterung ist unvorstellbar. Endlich scheint es ein Mittel gegen die innere Starre und Hoffnungslosigkeit zu geben. Die Verwünschung der Hexe, die als fehlende Liebe der Mutter verstanden wurde, wird durch die Liebe der Partnerin ersetzt. Eine logische Folgerung?

Verliebtsein verzaubert die Partner. Fast alle Menschen haben dieses Gefühl, das so stark ist wie kaum ein anderes, kennengelernt. Die Weltgeschichte, Kunst und Literatur sind voll von romantischen, aber auch tragischen Schilderungen dieses Gefühls. Die Römer glaubten, daß es der Liebesgott Amor ist, der mit seinen Pfeilen wahllos unschuldige Menschen trifft, deren Zustand sich radikal verändert, die plötzlich eine rosarote Brille tragen, keinen Appetit mehr haben, die ganze Welt umarmen könnten, nicht mehr logisch denken und wie unter der Wirkung von Rauschgift zu stehen scheinen ...

Wir haben gesehen, daß Menschen mit dem Eisenofen-Syndrom häufig von der idealen Partnerschaft träumen, und mitunter glauben sie, diese auch gefunden zu haben. In diesem Falle vergöttern sie den Partner oder die Partnerin. Sie *projizieren* ihre tiefsten idealisierten Bedürfnisse nach Liebe auf den Partner, der diese natürlich nicht erfüllen kann. Bald erfolgt die Ernüchterung, und die Suche nach neuer grandioser Liebe beginnt von vorne. Auch die Königstochter ist entzückt, als sie den Königssohn im Eisenofen sieht. Sie verliert sich an den Geliebten, statt sich selbst zu finden und das Lieben wirklich zu lernen. Der Partner ist der Retter, die Quelle allen Glücks, des

Lichts und aller Liebe. Narzißtisch gestörte Menschen vom Typ des Königssohns suchen diese Form der Bewunderung.

Zum Menschen im Eisenofen paßt die Fabel von Frau Graugans und Herrn Pfau, die vor den Standesbeamten treten und heiraten wollen. Als der Beamte seine pflichtgemäße Neutralität vergißt und dem ungleichen Paar verwundert die Frage stellt, ob dies denn alles seine Richtigkeit habe, gibt Herr Pfau zur Antwort: «Meine Frau und ich, wir lieben mich wahnsinnig.»

Die bisherigen Überlegungen weisen in die Richtung, daß es nicht zufällig ist, daß sich gerade der Königssohn im Eisenofen mit einer Prinzessin verbinden möchte, die eine enge Bindung an ihren Vater hat. Nach dem Motto: «Du hast etwas, was ich nicht habe», passen die Partner perfekt zusammen – oder doch nicht?

Die harte Realität des Lebens

Man sollte meinen, daß das Märchen jetzt zu Ende ist: Die Erlösung hat stattgefunden, Königssohn und Prinzessin vermählen sich und sind fortan immer glücklich. Daß dem nicht so ist, zeichnet das Märchen als höchst realistische Wiedergabe der Wirklichkeit aus. Was so glücklich und verheißungsvoll begann, ist in kurzer Zeit zerstört. «Doch jeder Mensch tötet das, was er liebt», schrieb Oscar Wilde.

Etwas ist allerdings gewonnen. Hinter der eisenharten Fassade ist ein Mensch zu erkennen, der wunderschön ist, so die Beschreibung des Märchens. Der Königssohn *«glimmerte in Gold und Edelsteinen»*, ein Bild für seine innere Schönheit, die durch den Zauber der Hexe nicht im geringsten verändert wurde. Der tiefste Kern der Persönlichkeit wurde nicht verletzt; eine tröstliche Aussage, die in ihrer Bedeutung nicht unterschätzt werden darf. Gerade Menschen, die im Eisenofen sitzen, haben das Problem, an Erlösung nicht glauben zu können. Der unerschütterliche Optimismus der Märchen beruht nicht zuletzt darauf, daß sie immer wieder seelische Probleme als lösbar darstellen und auf die positiven Kräfte tief im Verborgenen bauen.

Man sollte meinen, das weitere Drama wäre überflüssig – warum die absurde Forderung, mit dem Vater lediglich drei Worte reden zu dürfen? Wieder ist es erforderlich, sich in den Königssohn im Eisenofen hineinzufühlen, um die inneren Kämpfe und Nöte zu verstehen.

Die drei Worte, die die Prinzessin sagen darf, sind viel zu wenig, um alles das mitzuteilen, was es zu sagen und zu berichten gäbe, und so muß sie scheitern, will sie nicht gänzlich jedes menschliche Gefühl opfern. Drei Worte, die nicht einmal für den Abschied reichen würden, sind eine extreme Forderung, die unsinnig und völlig übertrieben ist. Sie erinnert an die griechische Sage von Orpheus, der in der Unterwelt nach seiner Geliebten Eurydike suchen darf. Als er sie gefunden hat, darf er sich aber nicht nach ihr umdrehen, um sie anzuschauen. Seine Liebe ist zu stark, als daß er sich an diese Anweisung halten kann. Er dreht sich um und verliert sie damit. Sein Drama ist von nun an noch leidvoller, denn jetzt hat er die Trennung von der Geliebten verschuldet. Ein sehr ähnliches Schuldgefühl wird auch in der Prinzessin wohnen und wird einen großen Teil ihrer Not ausmachen. Wie sie es auch dreht und wendet, sie kann es nur falsch machen. Entweder sie verletzt den Vater oder den Geliebten. So steckt sie zwischen den Stühlen – wird sie die Kraft haben, sich zu befreien? Starke Schuldgefühle, die sie bereits aus vielen Lebenslagen kennt, sind maßgeblich daran beteiligt, daß sie jetzt mit großem Einsatz den Geliebten sucht.

Wie der weitere Verlauf des Märchens zeigt, ist vollständige Erlösung noch nicht gelungen. Es gilt, viele neue Schwierigkeiten zu überwinden, und dies ist ein sicherer Hinweis darauf, daß der Königssohn auch weiterhin Probleme hat. Ein zentrales Problem wird durch seine Forderung, die Prinzessin dürfe nur drei Worte sprechen, deutlich. Hinter dieser Auflage verbirgt sich der gigantische Besitzanspruch, den der Mensch im Eisenofen hat. Im unmittelbaren Gegenüber mit der Geliebten kann er den eisernen Kasten zwar verlassen, aber sofort befürchtet er, das wiederzuerleben, was in seiner Kindheit so grausam weh getan hat, daß er sich in den Eisenofen zurückziehen mußte. Auf alles, was der Prinzessin an anderen Menschen gefällt oder wichtig ist, ist er krankhaft eifersüchtig. Er kann nicht ertragen, daß sie sich ihrem Vater immer noch eng verbunden fühlt, sie ihm nicht in einer Absolutheit *gehört,* daß er sicher sein könnte, nicht verlassen zu werden. Ohne den Schutz des Eisenofens steht er völlig klein, nackt und verletzlich da.

Die Sicherheit, wirklich geliebt zu werden, hat es in der Kindheit nicht gegeben. Damit fehlt der Sockel, das Fundament, auf dem sich ein Selbstwertgefühl aufbauen könnte, das nicht zu irritieren wäre. Wie ein Baum ohne Wurzeln bei jedem Windstoß umfallen muß, führt jede leichte Irritation, die geringste Kränkung zu panischen Ängsten. Es ist die Angst vor (erneutem) Liebesverlust, die Angst, verlassen zu werden, die unerträglich erscheint.

Meist fühle ich mich in der Beziehung zu meiner Frau sehr wohl. Aber es gibt gewisse Auslöser, die mich in tiefste Verzweiflung und Eifersucht stürzen. Sie führt zum Beispiel ein freundliches Gespräch mit einem Mann, und sofort verliere ich die Kontrolle über meine Gefühle. Ich werde gemein, bösartig, hinterhältig und vorwurfsvoll. Ich suche nach absurden Argumenten, warum sie mich nicht wirklich liebt. Alle ihre Beteuerungen können mich nicht erreichen. Ich ziehe mich zurück und bin völlig verzweifelt. Diese «Anfälle» dauern mitunter mehrere Tage. Die Versöhnung ist dann sehr schön, aber das Eis, auf dem ich mich bewege, ist brüchig; denn es genügt mitunter ein Blick meiner Frau, den ich nicht ertragen kann.

Der harte Eisenpanzer des Ofens hat vor Verletzung geschützt. In einer engen Beziehung wird er verlassen, da die Erwartung groß ist, endlich das zu finden, was so viele Jahre schmerzlichst vermißt wurde. Fühlen wir uns in den Menschen im Eisenofen hinein, dann verstehen wir, daß er, indem er den Eisenofen verläßt, auch ein Risiko eingeht. Der Schutz der Eisenplatten ist verschwunden, und er ist seiner Verletzlichkeit willkürlich ausgeliefert. In der Realität wird es immer wieder dazu kommen, daß die Flucht zurück in den Eisenofen angetreten wird. Gefühle werden wieder eingepanzert, denn die Isolation, das selbstgewählte Gefängnis der Einsamkeit, ist sicherer und weniger schmerzhaft als das wunderbare Gefühl von Nähe, Vertrautheit und Liebe. So entsteht nicht selten das Bild von einem harten, verbitterten Menschen, der wie ein einsamer Wolf durch das Land zieht, um zu fressen und zu töten. In der Erzählung «Der Steppenwolf» von Hermann Hesse finden wir in der Person von Harry Haller einen Menschen, der sich mit seinem Elend arrangiert hat. Zynisch, überheblich, von jeder normalen menschlichen Reaktion angewidert, fristet er sein Dasein. Krank und einsam lebt er mit der Frage, wann er sein Leben selbst beenden will oder wie er aussteigen kann aus dem Dilemma:

> «Um dies zu erreichen, oder um vielleicht am Ende doch noch den Sprung ins Weltall wagen zu können, müßte solch ein Steppenwolf einmal sich selbst gegenübergestellt werden, müßte tief in das Chaos der eigenen Seele blicken und zum vollen Bewußtsein seiner selbst kommen. Seine fragwürdige Existenz würde sich ihm alsdann in ihrer ganzen Unabänderlichkeit enthüllen, und es würde ihm fernerhin ganz unmöglich werden, sich immer wieder aus der Hölle seiner Triebe in sentimental-philosophische Tröstungen und aus diesen wieder in den blinden Rausch seines Wolftums hinüberzuflüchten. Mensch und Wolf würden genötigt sein, einander ohne fälschende Gefühlsmaske zu erkennen, einander nackt in die Augen zu sehen. Dann würden sie entweder explodieren und für immer auseinandergehen, so daß es keinen Steppenwolf mehr gäbe, oder sie würden unter dem aufgehenden Licht des Humors eine Vernunftehe schließen.»[10]

Es wird deutlich werden, daß der Weg aus dem Eisenofen nicht der ist, die Erlösung in den Armen eines anderen Menschen zu finden, auch wenn der äußere Anschein dies nahelegt. *Sich auf die Liebe einzulassen*, so will das Märchen verstanden werden, *setzt erst den nötigen Prozeß in Gang.* Sich nicht zu verlieben bedeutet: im Eisenofen, in starrer Beziehungslosigkeit zu bleiben. Erst am Ende der Suchwanderung, auf der es noch viele Schwierigkeiten zu bewältigen gilt, wird für Königssohn und Prinzessin Beziehung möglich sein.

Während des therapeutischen Prozesses werden die Ursachen der Eisenofen-Problematik beleuchtet. Schon bald nach dem Beginn der Gruppentherapie gewann eine Patientin eine für sie bedeutsame Erkenntnis. Sie schrieb:

Heute habe ich etwas erkannt, womit ich glaubte, schon lange abgeschlossen zu haben. Erst heute ist mir alles so richtig klargeworden. Meine Eltern gaben mir keine Liebe und Zärtlichkeit. Als ich meinen Mann vor neunzehn Jahren kennenlernte, versuchte ich das, was meine Eltern mir nicht gaben, von ihm zu bekommen. Ich machte mich von meinem Mann abhängig. Als mein Sohn dann da war, gab mein Mann meinem Sohn auch Liebe und Zärtlichkeit. Es entstand Eifersucht bei mir. Genauso weiß ich jetzt auch, warum ich meine Schwiegermutter «hasse». Mein Mann gibt auch ihr ein Stück Liebe, was eigentlich mir gehört. Es ist mir sehr viel klargeworden …

Ein anderes Fallbeispiel beschreibt, wie Frau B. unter der Beziehungslosigkeit ihrer Eltern litt:

Die alkoholkranke Mutter isolierte sich meist von der Familie oder kümmerte sich pflichtgemäß um sie. Der Vater wandte sich nur seiner Arbeit und seinen Hobbys zu. Frau B. fühlte sich als Tochter ignoriert, lästig, überflüssig, abgewertet und unerwünscht. Während sie sprach, wurde ihre tiefe Wut auf die Eltern deutlich spürbar. Auch beklagte sie, daß sie große Schwie-

rigkeiten mit Körperkontakt habe, daß sie sich auch nicht von ihren Eltern berühren lassen wollte. Ihre Mutter, die öfter versuchte, sie zu umarmen, hatte sie zurückgewiesen. Auch die körperliche Nähe ihrer Mitpatienten bereitete ihr große Probleme. In der Vergangenheit endeten Beziehungen enttäuschend, weil sie immer wieder davon ausgegangen war, daß sie das, was sie so schmerzlich bei den Eltern vermißte, bei Partnern finden würde. Rasch nahmen ihre Beziehungen süchtigen Charakter an, und sie setzte zunehmend Alkohol ein, um Wut und Enttäuschung zu unterdrücken.

Nicht immer ist es die Mutter, die tiefe Verletzungen verursacht:

Frau K. wurde unehelich geboren. Wenig später heiratete ihre Mutter, und Frau K. bekam zwei Halbgeschwister. Ein Satz blieb ihr im Gedächtnis, der ihr Leben maßgeblich bestimmte. Er stammte von ihrer Stiefgroßmutter, die zu ihren Geschwistern sagte: «Mit der braucht ihr nicht zu spielen, das ist nicht eure Schwester!» Von da an habe sie sich bemüht, es ihrer Familie mit allen ihr zur Verfügung stehenden Mitteln zu zeigen. In der Schule konnte sie es nicht ertragen, wenn andere besser waren. Mit extremem Energieaufwand schaffte sie gute Abschlüsse und wurde im Beruf schnell erfolgreich. Sie heiratete einen Mann, der seine Karriere als oberstes Lebensziel ansah. Nach der Geburt ihres Sohnes «opferte» (so drückte sie dies aus) sie sich für die Erziehung ihres Kindes. Dies fiel ihr zunächst nicht besonders schwer, da zu erkennen war, daß ihr Mann die Karriereleiter rasch emporsteigen würde. Ihr Ziel, die Geschwister materiell im gesellschaftlichen Status zu überflügeln, erreichte sie mit Hilfe des erfolgreichen Ehemannes bald. Sie genoß auch den Neid der restlichen Familie.

Nach außen war das tiefe Leid der Patientin nicht zu erkennen. Sie spielte ihre Rolle perfekt, ohne ihre wirklichen Bedürfnisse zu spüren. Wenn ihr Mann zum Beispiel spontan Geschäftsbesuch eingeladen hatte, war es selbstverständlich, daß sie als Gastgeberin zu glänzen wußte. Depressive Verstimmungen, innere Leere und Langeweile, die sie immer wieder erlebte, betäubte sie mit Alkohol.

Der Mensch im Eisenofen ist somit als jemand zu erkennen, der sich auf dem Hintergrund früher Verletzungen, Einschränkungen und Manipulationen einem besonders harten Lebenskampf gegenübersieht, den er mit aller Gewalt gewinnen will.

Aus einem Tagesbericht:

Ich habe Schwierigkeiten, das, was ich heute erlebt habe, zu formulieren, in Worte zu fassen. In der Therapie, die ich vor Jahren machte, wurde mir gesagt, ich hätte nie eine richtige Mutter gehabt: eine Mutter, die mich so liebt, wie ich bin. Ich verstand auch, daß sie mich nach ihren Vorstellungen formen wollte und mich nur dann liebte, wenn ich diesen genügte. War es nicht so, gab es Schläge und Liebesentzug. Aus diesen Erfahrungen heraus wurde ich so: ohne Selbstwertgefühl, ohne wirkliches Durchsetzungsvermögen, ständig auf der Suche nach Liebe, Zuneigung und Anerkennung. Ich meinte auch, verstanden zu haben, daß es zwecklos sei, bei ihr weiter Liebe und Anerkennung zu suchen. Nach einem Streit mit meiner Mutter im letzten Mai, in dem ich ihr sagte, was ich vermißte in meinem Leben, was ich eigentlich wollte, aber nie bekam, glaubte ich, ich hätte einen Schlußstrich gezogen und daß mich das Vergangene nicht mehr berühre, mir nicht mehr weh tue. Dies ist jedoch ein Irrtum, denn immer wieder spüre ich, wie sehr ich mich selbst hasse, und es tut weh, wiederzuerkennen und zu erfahren, daß meine Mutter nicht mich, *sondern eine von ihr geformte oder gesteuerte Figur lieben wollte.*

Nicht in genügender Weise angenommen und geliebt worden zu sein hat die beschriebenen Folgen. Insbesondere fehlt der Glaube an die eigene Wertigkeit, auch wenn nach außen oft ein entgegengesetzter Eindruck entsteht. Je mehr ein Mensch glaubt, seinen Selbstwert beweisen und demonstrieren zu müssen, um so sicherer ist davon auszugehen, daß hinter der großartigen Fassade jemand zutiefst an seiner wahren Liebenswürdigkeit zweifelt. Daß dies tatsächlich so ist, wird an weiteren Merkmalen deutlich: so an der Unfähigkeit, wirkliche Nähe und Intimität zu ertragen, oder auch an krankhafter Eifersucht.

Glasberge und schneidende Schwerter

Wann kann ein Mensch wirkliche Intimität ertragen? – Wann kann er mit Liebe großzügig sein, dem Partner trauen und sich seiner selbst sicher sein? Die Antwort auf die zentralen Fragen der Liebesfähigkeit müssen wir in der frühen Kindheit suchen. Damit es einem Menschen gelingt, sich von den Eltern zu lösen, muß er *satt* geworden sein. Satt und zufrieden in dem Sinne, daß er sich der unbedingten Liebe seiner Eltern gewiß sein konnte. War dies nicht der Fall, bleibt eine Sehnsucht danach. Eine häufige Folge dieser nach außen verdeckten tiefen Sehnsucht ist die Abhängigkeitskrankheit. Sucht ist eine *Hungerkrankheit* – der Süchtige hungert nach Zuneigung, findet keine Lösung und versucht, die inneren Defizite mit Essen, Alkohol, Tabletten oder Drogen zu bekämpfen. Menschen, die als kleine Kinder nicht *satt* geworden sind an Liebe, werden häufig in der Liebe scheitern.

Das Märchen weist den Königssohn als jemanden aus, der nicht reif geworden ist für die Liebe. Seine Unfähigkeit, die Partnerin als eigenständige Person zu akzeptieren, seine panische Angst vor Liebesverlust, seine krankhafte Eifersucht, seine extreme Verletzlichkeit, seine verdeckten Selbstzweifel lassen die Beziehung mißlingen. Das, wonach er sich am meisten sehnt, muß er zerstören. So müssen wir sein Verschwinden über gläserne Berge und schneidende Schwerter als eine Flucht ansehen. Er ist gekränkt, verletzt, maßlos enttäuscht, und so bleibt ihm nur die Flucht in seine Welt, die fern ist von anderen Menschen; hinter Glasbergen, die Härte und Kälte ausstrahlen und so glatt sind, daß niemand sie überwinden kann. Sie sind deutliche Zeichen der Unnahbarkeit wie auch die Schwerter, die sich als Kampfgeräte jedem in den Weg stellen, der seine Nähe sucht. Ähnlich wie beim Bild des Eisenofens wird damit die extreme Isolation offensichtlich. Niemand kann ihn erreichen. Der Königssohn ist selbst wie ein Glasberg, und auch die schneidenden Schwerter müssen als Anteile seiner Persönlichkeit gesehen werden. Das Lebensmotto lautet demnach nicht nur: «Ich brauche niemanden», sondern zudem: «...und ich tue alles, damit dies auch so bleibt!»

Wieder gilt es zu verstehen, daß es sich in erster Linie um eine innere Flucht handelt. Viele Menschen leben hinter Glasbergen und schneidenden Schwertern. Sie sind letztlich nicht im wirklichen Kontakt mit ihren Mitmenschen. Sie funktionieren mitunter recht unauffällig, streben danach, ihre Arbeit perfekt zu verrichten, und sind bemüht, keine Fehler zu machen. Auf merkwürdige Weise schwingen sie jedoch in sozialen Kontakten nicht wirklich mit – sie tun nur *als ob*. Sie haben eine Mauer errichtet, die niemand durchbrechen kann. In Partnerbeziehungen sind besonders Sprachlosigkeit, Gefühlskälte und unterschwellige beziehungsweise offene Bosheit (die schneidenden Schwerter) zu beobachten. Der Glasberg erscheint unüberwindbar. Menschen leben in räumlicher Nähe, fühlen sich jedoch unendlich entfernt voneinander, leben aneinander vorbei und sind jenen näher, denen sie auf der Straße freundlich einen guten Tag wünschen. Je enger ein Eisenofen-Mensch mit einem anderen Menschen zusammenlebt, um so schwieriger ist es, sich auf ihn wirklich einzulassen. Die Barrieren werden immer höher, und die gegenseitigen Kränkungen führen in einen Teufelskreis, der mit ständigen Schuldzuweisungen aufrechterhalten wird.

Unter Alkoholeinfluß verstärkt sich die Eisenofen-Problematik erheblich, wie folgendes Fallbeispiel zeigt:

Herr M., ein Patient mit dem Eisenofen-Syndrom, ist nach mehreren stationären Entgiftungen von Alkohol bereit, erneut eine Entwöhnungsbehandlung anzutreten. Eine erste Therapie war gescheitert, da er sich nicht an die Regeln der Hausordnung hal-

ten wollte. Immer wieder hatte er die Grenzen verletzt und damit seine mangelnde Therapiemotivation bewiesen. Wenige Tage nach der Behandlung wurde Herr M. wieder rückfällig. Jetzt drohte der Arbeitgeber mit Kündigung, und auch sein Körper hatte unter dem exzessiven Alkoholkonsum seine Funktion fast eingestellt. Die Ehefrau, die immer wieder versucht hatte, ihn zu retten, trennte sich schließlich von ihm. Die heranwachsenden Kinder versuchten, den Kontakt aufrechtzuerhalten. Da er sich jedoch nicht mehr meldete, brach auch dieser völlig ab. Trotz einer großen Sehnsucht nach den Familienmitgliedern blieb er in seinem inneren Gefängnis.

So wie diesem Patienten ergeht es vielen Menschen mit einer narzißtischen Persönlichkeitsstörung. Falscher Stolz und große Angst vor (erneuter) Kränkung lassen sie in ihrer inneren Isolation bleiben. Der Eisenofen konnte dem Märchen zufolge zwar verlassen werden, aber es entsteht der Eindruck, daß es ein neues Gefängnis gibt. Der Glasberg und die schneidenden Schwerter sind neue Bilder für das alte Dilemma.

Die Suche nach dem Geliebten

Folgen wir den Bildern des Märchens, sehen wir nun die Königstochter, die ihren Vater verläßt, um den verlorenen Geliebten wiederzufinden. Die Sprache des Märchens muß symbolisch verstanden werden. Märchen sind wie dramatische Inszenierungen, die ein Problem darstellen, wobei die verschiedenen «Schauspieler», die auftreten, unterschiedliche Aspekte ein und derselben Persönlichkeit zum Ausdruck bringen. Es ist ein Teil des narzißtisch gestörten Menschen, der sich in Gestalt der Prinzessin auf die Suche nach seiner eigenen verlorenen Liebesfähigkeit macht.

Immer wieder glauben Menschen fälschlicherweise, daß sie von irgendwelchen Partnern, Umständen oder sonstigen Glücksfällen aus ihrer inneren Verzweiflung erlöst werden könnten. Märchen sind zu Unrecht in Verruf geraten, da sie scheinbar *märchenhafte Lösungen* suggerieren. Fragt man sich, was sie *symbolisch* sagen wollen, sind sie sehr realistisch. Wenn sich Märchenhelden auf den Weg machen, heißt dies, daß letztlich jeder Mensch seine Probleme selbst lösen muß, auch wenn er sich dabei helfen lassen darf. Menschen, die in seelischen Krisen oder Nöten nach Auswegen suchen, glauben oft, daß die Lösung nur von außen kommen kann. Dabei gilt es, zu verstehen, daß allein die Veränderung eigener Verhaltensweisen helfen kann. Nur die Betroffenen selbst sind in der Lage, ihre Probleme zu lösen. Dies als notwendig anzuerkennen und nicht nur in guten Vorsätzen zu verharren (ein leider häufiges Beruhigungsmittel!) ist bereits der Beginn der Therapie. Märchen zeigen in ihrer Bildersprache Lösungen, sie sind daher als Leitfaden für die Heilung wertvoll. Die Königstochter, die treu (neun Tage) alle denkbaren Mühen auf sich nimmt und keine

Gefahr (die wilden Tiere) scheut, zeigt daher die Seite im Eisenofen-Menschen, die es auch gibt, die aber bisher verschollen war und die es nun zu entdecken gilt.

Um zu ihrem Geliebten zu kommen, nimmt die Königstochter alles auf sich, jedes Hindernis, ohne Rücksicht auf ihre Person. Doch irgendwie macht ihr Verhalten einen kindlichen Eindruck. Wie kann man nur, so möchte man fragen, seine eigene Persönlichkeit so vollkommen aufgeben? Wer tut so etwas? Die Antwort: Kleine Kinder! Sie tun einfach alles, um die Liebe des Vaters oder der Mutter zu gewinnen. Notfalls stellen sie sich selbst und ihre Bedürfnisse zurück, um den Erwartungen der Eltern gerecht zu werden. Besonders tragisch ist es, wenn kleine Kinder schon früh von den Eltern dazu mißbraucht werden, Defizite in der Familie auszugleichen.[11] Auch die Königstochter wurde, wie wir sahen, als Partnerersatz mißbraucht. Sie opferte sich für den Vater, stellte ihr eigenes Ich zurück und wurde auf diese Weise nicht wirklich erwachsen und unabhängig. Sie ist kindlich geblieben, sucht die Abhängigkeit und glaubt, ohne diese nicht leben zu können. Wir erkennen in ihrem Verhalten eine Form der Abhängigkeit, die nur zu oft verwechselt wird mit reifer, partnerschaftlicher Liebe.

Das, was auf den ersten Blick so falsch und unbrauchbar erscheint, ist jedoch für den Heilungsprozeß von großer Bedeutung. Wenn es richtig ist, daß kleine Kinder alles tun, um die Liebe der Eltern zu gewinnen, dann ist es bedeutsam, daß der Eisenofen-Mensch versteht, daß er den verlorenen Faden wiederaufnehmen muß. Wir können annehmen, daß er sich als kleines Kind mit seiner Liebe an die Mutter wandte, ohne wirklich eine Erwiderung seiner Zuneigung zu erfahren. Seine tiefe Enttäuschung trieb ihn in den Eisenofen. In der Person der Königstochter wird diese verschwundene Dimension wieder wach. Das Märchen behauptet, daß das Verlorengeglaubte noch da ist.

Die Begegnung mit der Königstochter hat eine Veränderung bewirkt. Er hat die Liebe kennengelernt, und folgen wir dem

Märchen, wird damit eine starke Energie freigesetzt: eine Sehnsucht, die so stark ist, daß sie dazu antreibt, das Erlebte wiederzugewinnen, koste es, was es wolle.

In der Realität wird nur zu häufig der falsche Weg eingeschlagen, der nicht zu einer Lösung führen kann, indem immer wieder Beziehungen gesucht werden, die im alten Dilemma enden: andere Menschen werden für das eigene Elend verantwortlich gemacht; unrealistisches Verhalten wird praktiziert, das zur sofortigen Bedürfnisbefriedigung führt. Märchen finden wie gelungene Träume ihre Lösung: spiralförmig nach oben, zu einem positiven Ende.

Viel Leid wird dadurch verursacht, daß Menschen nicht bemerken, daß sie sich nur im Kreis drehen. Sie kommen immer wieder an der Stelle an, an der sie dachten, daß es *aufwärts*gehen würde. Sie erliegen dem Zwang der Wiederholung, der so lange fortgesetzt werden muß, bis ein wirklicher Ausweg gefunden ist. Die Suchwanderung der Königstochter ist ein Bild dafür, daß ein Mensch beginnt, nach sich selbst zu suchen, und bereit ist, einen hohen Einsatz dafür zu bezahlen. Hier ist jemand willens, «in den Spiegel zu schauen», sich selbst ehrlich zu begegnen. Er wird sich Schritt für Schritt mit den ungeliebten Anteilen seiner Persönlichkeit konfrontieren. Nur die Frage «*Wer bin ich wirklich?*» führt weiter.

Die Suche nach dem Geliebten ist demzufolge die Suche nach der verlorenen Dimension der Selbstliebe. Wie lernt ein Mensch, mit sich zufrieden zu sein, sich selbst zu ertragen, sich selbst zu lieben? Wie gewinnt er Zugang zu seinem Kindheitstrauma? – Folgen wir den Bildern des Märchens, und lassen wir uns von seiner Weisheit leiten.

Die Königstochter ist in größter Not, denn: «*Neun Tage suchte sie, da ward ihr Hunger so groß, daß sie sich nicht zu helfen wußte, denn sie hatte nichts mehr zu leben*», so die Aussage des Märchens. Es geht offensichtlich um die Existenz, um das nackte Überleben. Dieser Aspekt ist nicht unwichtig, denn oft ist es so, daß Menschen erst dann zu einer Veränderung ihrer

Situation bereit sind, wenn es ihnen sehr schlecht geht, ihnen das Wasser förmlich bis zum Hals steht. Dies gilt besonders für Eisenofen-Menschen. Sie leben ja grundsätzlich nach dem Motto: «Ich brauche nichts, ich brauche niemanden!» Etwas von anderen anzunehmen würde bedeuten, dankbar sein zu müssen. Hilfsbedürftig zu sein ist in ihren Augen ein Zeichen für Schwäche. Sich klein und abhängig zu fühlen erscheint unerträglich, da andere Macht haben, die sie mißbrauchen könnten zur Erniedrigung und zur Beschämung. Der Ursprung der tiefen Ängste ist dem Eisenofen-Menschen nicht bewußt. Er ist in erster Linie damit beschäftigt, seine glasharte Fassade aufrechtzuerhalten und kämpferisch alles von sich zu weisen, was seinen inneren, sehr verletzlichen Kern berühren könnte. Nur wenn er zur Ruhe kommt, wenn es nichts zu kämpfen gibt, wird seine Befindlichkeit sich rasch verschlechtern.

Gefühle der Leere und Langeweile, seine innere Lieblosigkeit werden zu bedrohlichen Gespenstern, die sich nur mit Daueraktivität vertreiben lassen. Sich hängenlassen, nichts tun bedeutet Depression, Niedergeschlagenheit, Verzweiflung, Mut- und Hoffnungslosigkeit. Dabei handelt es sich bei genauer Untersuchung nicht um echte Traurigkeit, die als Schmerz erlebt wird und durch Weinen Erleichterung findet, sondern es ist in erster Linie Wut, tiefe Wut, die von innen aufzusteigen scheint, aus einer Quelle, die nicht versiegen will und durch nichts aufzuhalten ist. Tränen (wenn überhaupt) sind daher immer Tränen der Wut. Alleinsein wird daher meist schlecht ertragen. Phasen der Bedrückung werden abgelöst von heftiger Aktivität.

Die völlige Verzweiflung der Königstochter (die zu einem inneren Bestandteil des Königssohns im Eisenofen werden muß), ihre existentielle Angst und Ratlosigkeit führen zur *Kapitulation.* Alles scheint ziemlich hoffnungslos! Erst wenn das Leid diesen Grad erreicht hat, wächst die Bereitschaft, sich dem Unausweichlichen zu stellen: «So kann und will ich nicht mehr weiterleben!» Längst ist noch keine Lösung in Sicht, und die Königstochter muß ihre furchtbare und ängstigende Situation zunächst aushalten. Aber schon bald sieht sie am Horizont ein Licht. «So ist es», möchte man sagen, «wenn die Situation völlig ausweglos erscheint, wenn man überhaupt nichts mehr machen kann, kommt der Ausweg völlig unerwartet.» Von Bedeutung ist die innere Haltung, die die Königstochter einnimmt, als sie auf das Licht zugeht: *«... auf dem Weg aber betete sie»*, heißt es an dieser Stelle. Damit kommt zum Ausdruck, daß sie sich dem Leben und den Gesetzen des Lebens unterwirft.[12] Sie ist bereit, Dinge zu akzeptieren, die sie sonst wahrscheinlich nicht hinnehmen würde. Und tatsächlich, schon bald wird sie mit häßlichen Kröten konfrontiert!

Die ungeliebten Selbstanteile

> Ihr müßt verstehen, daß es sehr schwer ist,
> ehrlich zu sich selbst zu sein.
> Die Menschen fürchten sich sehr davor,
> die Wahrheit zu sehen.
>
> G. GURDJIEFF

So wie die Glasberge und die schneidenden Schwerter als anschauliche Bilder für wichtige Persönlichkeitsmerkmale stehen, so stellen auch das Häuschen im Wald und die darin wohnenden Kröten ein weiteres Bild für die Persönlichkeit des Eisenofen-Menschen dar. Nach außen erscheint alles mustergültig geordnet: Das aufgestapelte Holz, Teller und Becher aus Silber sind Zeichen einer scheinbar heilen Welt. Der silberne Hausrat, das Bett aus Seide und Samt gelten als Merkmal materiellen Wohlstands.

Hier begegnen wir einer Überbetonung von Äußerlichkeiten, die typisch für Eisenofen-Menschen ist. «Das Wichtigste in meinem Leben ist Geld, alles weitere hat sich dem unterzuordnen.» Diese Worte, die ein Patient aussprach, macht die radikale Härte spürbar, die er mit dieser Einstellung verband.

Was sollen aber die Itschen, die Kröten, bedeuten? Sie wollen in dieses Bild von Ordentlichkeit und Wohlstand in keiner Weise hineinpassen. Immerhin sind sie freundlich und, wie sich zeigen wird, sehr hilfreich. Auf den ersten Blick will es aber nicht gelingen, auch sie als Anteile der Persönlichkeit des Eisenofen-Menschen anzuerkennen. Doch offensichtlich geht kein Weg daran vorbei, sie ernst zu nehmen und ihre Hilfe zu akzeptieren.

Sicher hat das Märchen recht, wenn es behauptet, daß jemand erst bis an den Rand seiner Existenz geraten muß, bis er beginnt, sich mit dem *Krötenhaften* in sich selbst zu beschäftigen. Viele werden es auch dann noch nicht tun, wenn es um das nackte Überleben geht, sie sterben lieber, als daß sie nachgeben und sich helfen lassen, ihr inneres Leid zu bearbeiten.

Wie bereits beschrieben, fehlt dem Eisenofen-Menschen Selbstliebe. In ihm wohnen Wut, Haß, Kälte, Selbstablehnung. Er findet sich häßlich und kann nicht glauben, daß etwas Positives in ihm vorhanden ist. Oft haben in der frühen Kindheit dieser Menschen ein oder mehrere Ereignisse stattgefunden, die besonders beschämend waren. Wie eine offene Wunde bleibt die Angst vor weiterer Beschämung und Verletzung.

In den Märchen symbolisiert der Frosch oder die Kröte die Anteile der Persönlichkeit, die nicht gemocht werden, die eventuell mit Ekelgefühlen verbunden sind. Ein Mensch fühlt sich wie eine Kröte, wenn er die Liebe der Mutter nicht in ausreichender Weise früh erfahren durfte. Die Ablehnung wird zur Selbstablehnung.

Das Märchen *Der Froschkönig* weist Parallelen zum Märchen *Der Eisenofen* auf. Auch hier geht es um einen Mann, der sich nicht lieben kann und ständig hinter der Liebe herläuft. Weil er die goldene Kugel aus dem Brunnen geholt hat, glaubt er, daß die Königstochter ihn lieben muß. Der Teufelskreis ist leicht zu erkennen: Jemand, der hinter Zuneigung und Liebe herläuft, wird sich wegen dieses Verhaltens hassen. Außerdem wird er letztlich nicht glauben können, daß die Zuneigung, die er erfährt, ihm selbst gehört, er bekommt sie lediglich dafür, daß er etwas Wichtiges für andere getan hat. Er bekommt sie für Leistung und nicht um seiner selbst willen. Eine offensichtliche Scheinlösung! – Und der Beginn der Arbeits- oder Leistungssucht. Immer mehr Arbeit, immer mehr Erfolg, immer mehr Besitz sind das *Beruhigungsmittel,* das sich wie ein Schleier auf die verletzte Seele legt, den Schmerz aber nie wirklich zum endgültigen Abklingen bringt. Die tiefe Wunde will nicht heilen, denn je höher ein Mensch emporsteigt, um so deutlicher nähert er sich dem Scheitern. Diese Erfahrung machen Menschen, denen die Welt zu Füßen liegt, die Bewunderung und Verehrung ohne Ende erfahren, bei denen sich aber an ihrem innersten Leid nichts ändert. Der äußere Erfolg läßt die emotionale Not nur noch deutlicher werden. «Nichts ist langweiliger als Erfolg», behauptet der bekannte Schauspieler Til Schweiger. Die Kluft zwischen äußerem Reichtum und innerer Armut wird immer tiefer und damit auch unerträglicher. Die Alkohol-, Drogen- und Sexexzesse vieler berühmter Persönlichkeiten sprechen eine deutliche Sprache.

Das Krötenhafte sind die Anteile der Persönlichkeit, die nicht angesehen werden oder nur schwer zu erkennen sind. Trotzdem: die Königstochter hat sich mit den Itschen angefreundet; dies zeigt sich darin, daß sie sich an den Tisch setzt, ißt und trinkt und auch die Nacht in dem Häuschen im Wald verbringt. Oft ist es im Märchen so, daß gerade dort Hilfe herkommt, wo wir dies am wenigsten vermuten würden. Wer läßt sich schon gern mit Kröten ein? Doch das, was zunächst so minderwertig, überflüssig, störend und belastend erscheint, wird plötzlich zur rettenden Figur. Das Märchen beschreibt einen Prozeß des sich Weiterentwickelns durch das Annehmen verachteter Seiten der eigenen Persönlichkeit. Verstehen läßt sich das Sichanfreunden mit den Itschen daher in der Weise, daß Menschen von der Art des Königssohns im Eisenofen beginnen, sich auf Hilfe einzulassen und gerade die verdrängten, ungeliebten Anteile ihrer Persönlichkeit anzusehen, ernst und wichtig zu nehmen. Die Itschen schenken der Königstochter genau die Utensilien, die über die Hindernisse helfen: drei Nadeln, ein Pflugrad und drei Nüsse. Ohne diese Werkzeuge wäre die Suche hoffnungslos und zum Mißerfolg verurteilt. Die Frage nach der Bedeutung dieser immer wieder verwendeten Hilfsmittel ist von großem Interesse.

Die drei Nadeln und die Glasberge

Zunächst eine kurze Fallgeschichte:

Herr K., ein typischer Eisenofen-Mensch, verfolgt seine beruflichen Ziele mit unerbittlicher Härte. In der Therapie spricht er über die Beziehung zu Kollegen und Mitarbeitern: «Wenn einer sich besonders mit Worten hervortut, seine Taten seinen großen Ansprüchen nicht gerecht werden, finde ich Wege, ihm seine Unzulänglichkeit auf meine Weise deutlich zu machen. Die Methoden sind mitunter brutal. Ich habe einen regelrechten Haß auf diese Menschen.»

Die extreme Reaktion von Herrn K. ist verräterisch. Er bekämpft einen Menschen, der ein übergroßes Selbstdarstellungsbedürfnis hat. In der Psychotherapie wird dieser Vorgang *Projektion* genannt. Projektion meint, daß die Persönlichkeitsanteile, die wir an uns selbst nicht mögen, auf andere *projiziert* werden. Wir nehmen sie dann außen wahr und können sie da bekämpfen. Als typischer Eisenofen-Mensch hat Herr K. selbst ein übergroßes Bedürfnis, auf sich aufmerksam zu machen. Dies zeigt sein großer beruflicher Ehrgeiz. Auch fällt in der Therapiegruppe auf, daß er sich mit seinen Erfolgen brüstet. Die Mitpatienten halten ihm den Spiegel vor, indem sie ihn auf liebevolle Weise darauf aufmerksam machen, daß sein schwaches Selbstwertgefühl nach Hilfe schreit, wenn er Anerkennung und Lob für seine «tollen Leistungen» bekommen will. Indem er versteht, daß er viele Ähnlichkeiten mit den Menschen hat, die er vehement bekämpft, kommt er sich selbst näher.

Zunächst wollte er sich diesen *Schuh* allerdings überhaupt nicht anziehen. Das, was die anderen Mitglieder der therapeutischen Gemeinschaft behaupteten, traf ihn wie «Nadelstiche». Kritik erlebte er *vernichtend,* so als würde seine gesamte Person völlig entwertet und niedergemacht. Es fehlte ihm die Fähigkeit, Kritik als wohlmeinendes Interesse an seiner Person zu akzeptieren. Die Nadeln, die zum Überqueren der Glasberge unentbehrlich sind, bedeuten demnach, daß die glatte äußere Fassade überwunden werden muß. Die Nadeln, die die Königstochter sich hinter die Füße setzt, sind folglich die bewußt akzeptierten und in Kauf genommenen Kränkungen, die notwendig sind, um die wahre Persönlichkeit zum Vorschein zu bringen. Bisher hatte der Eisenofen-Mensch es vermieden, sich Kritik zu stellen. Zu verletzlich, trotz des dicken Eisenpanzers extrem dünnhäutig, war er immer vor einer Auseinandersetzung mit sich selbst geflüchtet.

In der von uns erlebten und wahrgenommenen Realität ist es oft so, daß diese Menschen andere abwerten und gerade der Beginn der Therapie sich oft schwierig gestaltet. Sie sehen in den Mitpatienten der therapeutischen Gemeinschaft lauter «Kröten», denen sie sich weit überlegen fühlen, von denen nichts zu bekommen ist. Oder das, was diese zu geben haben, ist völlig unwichtig, unbrauchbar und minderwertig. Sie befinden sich in ihrer Welt, hinter gläsernen Bergen und schneidenden Schwertern. Auf das vermeintlich Minderwertige in ihnen selbst und um sie herum gilt es, so die Aussage des Märchens, sich einzulassen. Weiterhin gilt es zu verstehen, daß die Kröten das Überleben ermöglichen, daß sie es gut mit der Königstochter meinen. Diese spürt dies und vertraut sich ihnen mit ihrer tiefen Not an – sie erzählt ihre Geschichte. Sie ist bereit, sich helfen zu lassen. Eine Therapie, eine therapeutische Gemeinschaft, eine gute Selbsthilfe- oder Selbsterfahrungsgruppe ist demnach ein solcher Ort, ein solches Häuschen, zu dem ein Mensch sich in letzter Verzweiflung hinwenden kann. Hier bekommt er die Instrumente, die er benötigt, um seine emotionalen Schwierigkeiten zu bearbeiten.

Die Überwindung der Glasberge ist ein schmerzhafter Prozeß, der nur gelingen kann, wenn ein Mensch Vertrauen faßt, seinen falschen Stolz aufgibt und bereit ist, sich für sich selbst zu öffnen. Die Nadeln sind notwendig, um die Gefühle wieder zu spüren, die zuvor abgetrennt und verdrängt worden waren.

Viele verstärken ihr Eisenofen-Dasein mit exzessivem Konsum von Rauschmitteln. Nach Belieben versuchen sie, ihre Gefühle mit Drogen zu manipulieren. Vor allem unliebsame Gefühle wie Trauer, Schmerz und Angst werden unterdrückt. Aber auch Wut und Ärger sollen gemindert oder betäubt werden. Dies führt auf Dauer zu einem völlig gestörten Gefühlsleben und zur Suchterkrankung. Die große Gleichgültigkeit sich selbst und allen lebenswichtigen Werten gegenüber, die entsteht, wenn Gefühle nicht mehr fühlbar sind, ist ein alles dominierender Zustand, der sich nur sehr langsam wieder auflösen läßt.

Die extreme Verletzlichkeit und die unsägliche Angst vor Kränkung des Menschen im Eisenofen wurden bereits als zentrale Probleme erkannt. Und gerade er muß lernen, sich kränken zu lassen, um seiner wahren Persönlichkeit näherzukommen! Das ist eine ungeheure Herausforderung, daher wird sie meist erst angenommen, wenn auch die Not ungeheuer ist.

Oft ist der Mensch im Eisenofen jemand, der *austeilen* kann, in dem Sinne, daß er nicht zimperlich mit Kritik an anderen ist. Sein abwertendes und verletzendes Verhalten schafft Distanz (die schneidenden Schwerter) und vermittelt ihm ein Gefühl der Überlegenheit. Aber selbst Kritik an der eigenen Person ertragen – das nie und nimmer! Er sitzt im Elfenbeinturm und leidet tief im Innern an seiner Einsamkeit. Kontakt entsteht aber erst, wenn er sich auf andere einläßt und seine Angst vor Kränkung überwindet.

Betrachten wir sein persönliches Drama, dann ist er durch die Befreiung aus dem Eisenofen nicht wirklich frei und unabhängig geworden. Der Eisenofen, später seine Flucht hinter gläserne Berge und schneidende Schwerter haben wir als Gefängnisse erkannt. Er ist nur scheinbar unabhängig, die inneren

Fesseln wirken mit brutaler Härte, so sehr er sich auch nach wirklicher Autonomie sehnt und immer wieder versucht, mit verkehrten Mitteln selbige herzustellen. Wissen, Lob, Macht, Drogen, Geld etc. machen nicht wirklich frei. Im Gegenteil, besonders die Erfolgreichen, die eine Belohnung durch ihr hartes und rücksichtsloses Verhalten erfahren, sind für eine Therapie nicht zugänglich. Sie ziehen Befriedigung aus kranken Handlungen; der Preis dafür ist der Eisenofen. «Eher geht ein Kamel durch ein Nadelöhr als ein Reicher in das Himmelreich», dieses Bibelwort beschreibt das Problem, wenn das Himmelreich sich hier auch als etwas durchaus Irdisches erweisen würde. Der harte Eisenpanzer würde verlassen, ein Mensch würde seine wahren Gefühle, seine wahre Verletzlichkeit zulassen, spüren und leben.

Menschen mit einer narzißtischen Störung haben Angst und Panik vor dem Älterwerden. Krank und abhängig zu sein löst Horrorvorstellungen aus. So wird das Eisenofen-Syndrom im mittleren und späteren Lebensalter zu einem immer quälenderen Problem. Starrsinnig, einsam und voll ohnmächtiger Wut fristen diese Menschen ihr Dasein am Lebensabend. Eine rechtzeitige Kehrtwende in Form von Selbsterfahrung und Psychotherapie ist daher wichtig.

Nicht selten habe ich als Therapeut erleben dürfen, daß *Krankwerden* eine wirkliche Gnade sein kann. Erstmalig bekommen Menschen eine Chance, sich ihrem tiefen Drama zu stellen. Die Krankheit war der Anlaß, sich auf die Suche nach dem verlorenen Selbst zu machen. Bis dahin war die Angst vor dem eigenen Schwachsein immer stärker. André Gide formuliert:

«Ich glaube, daß Krankheiten Schlüssel sind, die uns gewisse Tore öffnen können. Ich glaube, es gibt gewisse Tore, die einzig die Krankheit öffnen kann. Es gibt jedenfalls einen Gesundheitszustand, der uns nicht erlaubt, alles zu verstehen. Vielleicht verschließt uns die Krankheit einige Wahrheiten, ebenso aber verschließt uns die Gesundheit andere oder führt uns davon weg, so daß wir uns nicht mehr darum kümmern. Ich habe unter denen, die sich einer unerschütterlichen Gesundheit erfreuen, noch keinen getroffen, der nicht nach irgendeiner Seite hin ein bisschen beschränkt gewesen wäre, wie solche, die nie gereist sind.»

Reisen kann man nur selbst, man kann so wenig «reisen lassen» wie leben lassen.

Meist ist der Mensch im Eisenofen jemand, der es sich in seinem Elend bequem gemacht hat. Psychosomatische Symptome und alle möglichen Formen der Suchtkrankheit sind eventuell Hinweise auf die Eisenofen-Problematik. Es ist in diesen Fällen nicht ausreichend, nur die Symptome zu behandeln, denn die kranke Seele würde sich erneut mit Vehemenz zu Wort melden in Form von anderem Leiden. In diesem Sinne ist die Krankheit (auch die Suchtkrankheit) eine Chance, das eigene Drama besser zu verstehen und eine radikale Lebenswende einzuleiten.

Therapie und therapeutische Gemeinschaft

In der Therapie wird der Eisenofen-Mensch Mühe haben, andere als selbständige Personen anzuerkennen, dieses Problem hat er immer und überall. Entweder versucht er, andere zu dominieren, zu unterwerfen, oder er wertet sie gnadenlos ab. Wenn er einen anderen Menschen idealisiert, dann nur, um sich mit seiner vermeintlichen oder tatsächlichen Überlegenheit zu identifizieren. Wird er von dem gerade noch idealisierten Menschen auch nur geringfügig gekränkt, erfolgt die Entwertung prompt und radikal. *Entweder du bist so, wie ich dich haben will, oder du hörst auf zu existieren!*

Therapie ist ein Prozeß, der Menschen mit ihren Ängsten und ihrem Schmerz in Kontakt bringt. Die Schwierigkeiten, die in Beziehungen schon immer da waren, treten auch im Zusammenleben mit der therapeutischen Gemeinschaft auf. Jetzt können sie im geschützten Raum und vor allem auf der sicheren Basis des Wohlwollens bearbeitet werden. Für Menschen, die im Eisenofen sitzen, wird an dieser Stelle ein besonderes Problem auftreten. Bis dahin haben sie alles, was ihnen als Hilfe angeboten wurde, zurückweisen und zerstören müssen. Alles, was echt, aufrichtig und ehrlich ist, wird verachtet. Es fällt dem Menschen im Eisenofen schwer, seine Verletzlichkeit zuzugeben, er wird versuchen, seine Schwächen zu verbergen, er wird leugnen, daß Neid in ihm als starkes Gefühl vorhanden ist. Mit Hilfe seines starken Mißtrauens wird er sich vor echter Anteilnahme oder Liebe schützen. Sich schwach und bedürftig zu fühlen, Sehnsucht nach Liebe und Zuneigung zu haben, erscheint unerträglich, da dies bedeutet, von einem anderen Menschen abhängig zu sein. Dagegen wird er sich wehren müssen.

Natürlich ist auch und gerade der Mensch im Eisenofen sehr abhängig. Auffällig ist seine Gier nach Bewunderung, er produziert ständig große Taten, um Lob und Anerkennung zu bekommen. Hinter einem nach außen sehr auf Unabhängigkeit bedachten Menschen versteckt sich jemand, der sehr abhängig ist; er ist *pseudoautonom* – scheinunabhängig. Sein Leben ist in wesentlichen Bereichen unecht, und man könnte auch von einem *Pseudoleben* sprechen.

Vorsichtig muß der Mensch im Eisenofen lernen, sich so zu sehen, wie er ist, dies macht ihn menschlicher und zugänglicher für andere. Nur wer die eigenen Schwächen erkennt, sich mit ihnen anfreundet, wie dies die Königstochter mit den Itschen vorgemacht hat, überwindet die starren Glasberge, kommt anderen Menschen näher, weil er nun auch deren Unvermögen, Ängste und Fehler besser akzeptieren kann.

Schwerter zu Pflugscharen machen

Die Bilder der Märchen sind immer wieder faszinierend und überraschend in ihrer Treffsicherheit, wenn es darum geht, seelische Prozesse abzubilden. Die Fahrt der Königstochter über die schneidenden Schwerter greift ein uraltes Motiv auf. Schon in der Bibel heißt die Losung: *Schwerter zu Pflugscharen machen.* Wenn damit auch ein ganzes Volk aufgerufen war, Frieden zu schließen, auf Eroberungen, Plünderungen und Vernichtung anderer zu verzichten, kann dieses Motiv natürlich für jeden einzelnen gelten, besonders für Menschen im Eisenofen beziehungsweise hinter gläsernen Bergen und schneidenden Schwertern. Denn bis dahin war ihr Leben Rivalität, Konkurrenz, Überlegenheit, Kampf, Rache, Krieg.

Im Altertum war Metall besonders wertvoll. Nur Reiche hatten Waffen aus Metall, da die Prozedur der Herstellung von widerstandsfähigen Werkzeugen und Waffen langwierig und aufwendig war. So mußte man sich überlegen, was man mit dem vorhandenen Eisen anfangen wollte – Schwerter schmieden für die Eroberung oder Pflugscharen herstellen für das Wohlergehen der Menschen.

Der Pflug bricht den Boden auf, damit die Saat Wurzeln schlagen kann, aufgeht und Frucht bringt. – Eine mühsame Arbeit, die viel Geduld verlangt. Die Königstochter, die mit dem Pflugrad über die schneidenden Schwerter fährt, ist die bildliche Darstellung dafür, daß die aggressive Abwehr aufgegeben wird. Ein äußerst schwieriger Prozeß! Wie zu erkennen war, hat große Angst den Königssohn schon früh in den Eisenofen hineingesperrt, und die schneidenden Schwerter gehören zu einem *Überlebenskampf,* der unbedingt notwendig erscheint. Das Motto lautet hier: «Bloß nicht unterlegen sein, keine Schwäche zeigen!», und tiefer: «Nicht in die Abhängigkeit eines anderen Menschen geraten!» Das im Grunde schwache Selbstwertgefühl drückt sich darin aus, perfekt sein zu müssen, keine Fehler machen zu dürfen und andere dominieren zu wollen.

Nicht selten drängte sich die Frage auf, warum Herr S. noch immer am Therapieprogramm teilnahm, denn seine Äußerungen waren in erster Linie von abwertender Natur. So schimpfte er über alle Mitarbeiter des Behandlungsteams, kritisierte bei je-

der Gelegenheit die Regeln der Gemeinschaft sowie seine Mitpatienten und wurde nicht müde zu betonen, daß die Behandlung für ihn keinerlei Fortschritte erbrächte. Von Bedeutung war, daß die Mitarbeiter sowie auch einige Mitpatienten das abwertende Verhalten von Herrn S. als deutliches Zeichen seiner Unfähigkeit ansahen, sich helfen zu lassen und vor allem auch die Nähe anderer Menschen zu ertragen.

Erst im weiteren Behandlungsverlauf öffnete er sich allmählich. Die Therapie gestaltete sich äußerst schwierig, denn alles, was dem Patienten helfend und verstehend angeboten wurde, wies er weit zurück. Herr S. blieb lange Zeit «hinter gläsernen Bergen und schneidenden Schwertern» und ließ niemanden näher an sich heran.

Die schneidenden Schwerter sind Kampfwerkzeuge, die wir als aggressive Abwehr erkannt haben. Andere Menschen werden mit Abwertung, beißender Ironie und Verletzungen auf Distanz gehalten. Es werden aber auch andere Formen der Abwehr beobachtet, die schneidenden Schwerter sind auch hier vorhanden, sie sind jedoch versteckt.

Herr St., ein äußerst zerknirscht wirkender Patient, kam in die therapeutische Gemeinschaft. Penibel säuberte er zunächst das Zimmer, das in seinen Augen von seinem Vorgänger viel zu schmutzig verlassen wurde. Als erstes stellte er fest, daß ihm im Vergleich zu seinem Zimmernachbarn zwei Blätter für Tagesberichte weniger zugeteilt worden waren. Auch der Hinweis, jederzeit neue Exemplare bekommen zu können, beruhigte ihn nicht, sondern wurde zum Anlaß genommen, eine mangelhafte Organisation festzustellen. Immer wieder suchte er «die Löcher im Käse», wußte alles besser und brachte mit seiner Zwanghaftigkeit die Mitpatienten rasch gegen sich auf.

Hinter seinem Bemühen, ein perfekter Patient zu sein, wirkt Herr St. merkwürdig leer, im Kontakt schwingt er nicht wirklich mit. Er erinnert an eine perfekt funktionierende Marionette, und es wird lange dauern, bis er Zugang zu seinen Schwächen und wahren Gefühlen findet.

Die schneidenden Schwerter, die Abwehr dieses Patienten, zeigen sich in seinem Perfektionismus. Alles an ihm wirkt starr, wie eingefroren. Niemand soll sein unendliches Leid und seine tiefe Wut erkennen können.

Herr M. sieht keinen Sinn in seinem Leben. Alles ist trüb und hoffnungslos. Er hat sich zurückgezogen in seine innere Einsamkeit. Nichts kann seine Stimmung verbessern. Auf den ersten Blick wirkt er depressiv, traurig, trübsinnig. Erst im weiteren Verlauf der Behandlung wird die tiefe Wut spürbar, die hinter seiner pessimistischen Fassade steckt. Die schneidenden Schwerter sind gut versteckt und zunächst nicht erkennbar. Es geht ihm schlecht, in seinem Verhalten ist ein Appell zu erkennen, der nach Hilfe schreit. Die Mitpatienten, die dieser Aufforderung folgen, müssen eine radikale Entwertung von allem, was ihm hilfreich entgegengebracht wird, erleben. Nach dem Motto «Nichts kann mir helfen!» verschafft er sich Distanz. Seine Aggressionen haben «passiven» Charakter. Dies bedeutet, daß er Wut und Ärger nicht offen, sondern versteckt zum Ausdruck bringt – in Form von Abwertung und Zurückweisung und Ich-bleibe-in-meinem-Elend-und-in-meinem-Leid! Enttäuscht und zunehmend wütend ziehen sich die Mitpatienten zurück. Der Teufelskreis hat sich wieder geschlossen. Herr M. erlebt nun wiederum Ablehnung, und sein Drama folgt der sich selbst erfüllenden Prophezeiung, daß es keine Hoffnung oder Besserung für ihn geben wird.

Wie in den oben geschilderten Fallbeispielen deutlich wird, wiederholt sich das alte Dilemma auch während der Therapie. Dies ist schmerzhaft, aber die eigentliche Chance. Im Vertrauen darauf, daß alles, was es auch sonst im Leben an Schwierigkeiten gibt, bald eintreten wird, entfaltet sich Beziehung in der therapeutischen Gemeinschaft. Im Unterschied zum gewohnten Alltag wird jetzt alles einer genauen Untersuchung und Analyse zugänglich. Was sich abbildet, sind die frühen Konflikte mit den Eltern, die unerledigt blieben und im Innern fortbestehen.

Wir sind bereits dem Vorgang der Projektion begegnet. *Projektion* ist der Fachbegriff dafür, daß Probleme und Konflikte wie auf eine Leinwand auf andere Menschen projiziert werden. Die Leinwand findet sich im alltäglichen Umgang miteinander. Menschen suchen und finden in den Persönlichkeiten ihrer Mitmenschen traumwandlerisch sicher die Anteile, die sie an Mutter oder Vater erinnern. Dieser Vorgang ist in aller Regel nicht bewußt, das heißt, erst wenn die Konflikte während der Therapie in Erscheinung treten und der Beobachtung zugänglich werden, lichtet sich der Schleier, und Zusammenhänge werden besser verstanden.

Die Grollsucht

Ein nicht seltenes Problem des Menschen im Eisenofen ist die Grollsucht. Immer wieder sind wir der Tatsache begegnet, daß Menschen mit dem Eisenofen-Syndrom eine starke Tendenz in sich tragen, Ärger und Wut im Übermaß zu entwickeln. Über alles und jedes können sie sich aufregen. Mitunter sind sie erst zufrieden, wenn sich alle ärgern und die Stimmung schlecht ist. Groll ist, offen oder unterschwellig, nicht selten der ständige Begleiter.

Seit Tagen ist Herr B. unzufrieden. Sein Gesicht spiegelt Ärger, den er jedoch nicht anspricht. Er isoliert sich von den anderen Patienten. Eher widerwillig kommt er den Verpflichtungen des Therapieprogramms nach. Erst nach längerem Zögern kann er den Grund seiner Verstimmung benennen. Die Äußerungen einer Mitpatientin haben ihn gekränkt. Da sich diese innerhalb der therapeutischen Gemeinschaft einer gewissen Beliebtheit erfreut, traute er sich nicht, sie zur Rede zu stellen. In seinem Innern wurde der für Außenstehende geringfügige Anlaß zu einem immer größeren Problem. Er steigerte sich immer weiter in Wut- und Haßgefühle, die bis zu Mordphantasien reichten. Auch körperlich macht sich der Groll deutlich bemerkbar. Neben starken Verspannungen und Mißempfindungen beschreibt Herr B., daß er das Gefühl habe, sein Hals sei angeschwollen.

Herr B. hat die Kontrolle über seinen Groll verloren. Obwohl er versucht, sich von seinen negativen Gedanken und Gefühlen zu befreien, holen diese ihn immer wieder ein. Nachts kann er wegen der Grübelzwänge nicht schlafen.

In der Therapiegruppe wird das Problem bearbeitet. Dabei zeigt sich, daß Kontrollverlust über Wut- und Haßgefühle ein häufiges Problem ist und sich äußerst quälend auswirkt. Nicht selten halten die Stimmungen viele Tage an. Herr B. benutzte auch Alkohol und Drogen, um seine Verstimmungen zu beeinflussen. Die Folge war eine Suchtkrankheit.

Groll kann suchtartig werden, wenn Ärgergefühle an die Stelle einer Problemlösung treten. Herr B. läßt seine Wut über die erlittene Kränkung in seinem Innern immer stärker werden, um Rache zu nehmen, so als würde er den Rest der Welt für die erlittene Kränkung bestrafen können. Da das Problem so nicht zu lösen ist (die Kränkung verschwindet nicht, wenn Herr B. sich ärgert), setzt er immer mehr Groll ein, der im Sinne eines Teufelskreises die Stimmung weiter verschlechtert. Immer mehr Groll führt zu immer mehr Frust und Mißstimmung, die wiederum mit Groll bekämpft werden soll. Aus einem vergleichbar kleinen Problem wird ein immer größeres.

Diese starken Gefühle tragen die Tendenz in sich, sich zu verselbständigen. Der Betroffene verliert die Fähigkeit, Wut und Ärger zu steuern, er verliert die Kontrolle darüber. Kontrollverlust ist das wesentliche Merkmal jeder Sucht. Dies bedeutet in diesem Fall, daß schon leichter Ärger Kontrollverlust bewirken kann und der Betroffene in seinem Groll gefangen ist. Das ist eine Erklärung für die extreme Kränkbarkeit. Die Unfähigkeit, Gefühle zu steuern, führt zudem zu einer emotionalen Labilisierung, die den Teufelskreis weiter beschleunigt.

Ein anderer Patient, Herr K., erlebt seine Unfähigkeit, seinen Groll zu steuern, in quälend massiver Form. Die starken Gefühle sind so übermächtig, daß er sich am liebsten einsperren ließe, da er sich mit dem alltäglichen Leben überfordert fühlt. Seine aggressiven Verstimmungen treten auch ohne äußere auslösende Situation auf.

Grollsüchtige Menschen können, wie andere Süchtige auch, nur mit Abstinenz von ihrem Fehlverhalten freikommen. Dies ist jedoch nicht leicht. Zunächst muß verstanden werden, daß eine suchtartige Störung mit Kontrollverlust zu der Verstimmung führte und daß es immer eine bessere Lösung gibt, als Rache zu nehmen oder sich dem inneren Groll hinzugeben. Das Gebet von Christof Friedrich Öttinger (1702 bis 1782) ist auf anschauliche Weise die Richtschnur für *Abstinenz*, auch die Abstinenz von Groll. Die drei Lehrsätze helfen gerade einem Grollsüchtigen, seine Gedanken und damit auch seine Gefühle zu ordnen:

> Gott gebe mir die Gelassenheit,
> die Dinge hinzunehmen, die ich nicht ändern kann,
> den Mut,
> die Dinge zu ändern, die ich ändern kann,
> und die Weisheit,
> das eine vom anderen zu unterscheiden.

Konflikte und Probleme können nach diesen Grundsätzen untersucht werden und eine realistischere Beurteilung und Bewertung ermöglichen. Groll tritt immer dann auf, wenn Menschen Dinge ändern wollen, die nicht zu ändern sind. Der Grollsüchtige muß verstehen, daß er, statt zu handeln, inneren Groll produziert. An den Stellen, an denen er sich seinem Groll widmet, sollte er lieber Mut aufbringen und an einer tatsächlichen Veränderung arbeiten. Veränderung bedeutet auch, auf unrealistische Forderungen zu verzichten.

Die eigene Machtlosigkeit erkennen!

Menschen sind ihrem Schicksal häufig ausgeliefert. Dies zu akzeptieren fällt den meisten schwer. Der westliche Mensch lebt von der Illusion, daß alles machbar ist. Er lebt in dem Wahn, alles selbst steuern zu können und zu müssen. Das Gegenteil ist richtig. Ein häufig zitiertes Beispiel hierfür ist die medizinische Forschung. Trotz der immensen Erfolge und Fortschritte werden die Menschen insgesamt nicht gesünder, sondern kränker. Kaum ist eine Krankheit halbwegs besiegt, treten mehrere neue auf.

Der Mensch im Eisenofen will mächtig sein, da er sich vor seiner wirklichen Machtlosigkeit fürchtet. Er verneint die Grenzen des Machbaren, dadurch ist er nicht gut an die Realität angepaßt. Er ist nicht wirklich *geerdet*, oder anders ausgedrückt, *er steht mit seinen Füßen nicht auf dem Boden*, er ist irgendwie *abgehoben*. Er flüchtet sich in eine Scheinsicherheit, indem er versucht, immer größer zu werden. Die eigene Machtlosigkeit zu erkennen und anzunehmen ist der Weg, der zu mehr Realität und damit auch zu mehr innerer Stabilität führt. Hat er bisher auf fatale Weise zu allem, was ihm nicht paßte, «nein» gesagt, ist jetzt die umgekehrte Aussage notwendig. Das Jasagen zu den Dingen, die nicht zu ändern sind, entspricht einer inneren Haltung, die geübt werden will. Ja sagen:

- zum Eisenofen-Syndrom;
- zur derzeitigen Lebenssituation (die sich eventuell nicht so leicht ändern läßt);
- zum Sich-bescheiden-Lernen;

- zu den eigenen Neidgefühlen;
- dazu, daß andere Menschen anders sein dürfen;
- zu sich selbst und zur Welt;
- zum Einfachen, Üblichen und Normalen (nicht zum Grandiosen);
- ...

Mit seinem Pessimismus ist der Eisenofen-Mensch nicht selten ein Miesmacher und Schwarzseher. Für ihn ist die Flasche immer schon halb leer und nicht noch halb voll. Negative Gedanken verursachen negative Gefühle, positive Gedanken führen zu einer optimistischen Haltung. Er muß lernen, ein «Jasager» zu werden. Damit ist nicht gemeint, daß er zu allem ja und amen sagt, sondern daß seine Haltung zum Leben positiv ist. Die neue Lebenseinstellung kann besonders im Zusammenleben einer therapeutischen Gemeinschaft geübt werden. Verhaltensrückfälle in die Grollsucht sind hier einer unmittelbaren Bearbeitung zugänglich.

Eine Regel in der Gruppentherapie lautet: *Wir verteidigen uns nicht!* Damit ist gemeint, daß alles, was andere über einen Mitpatienten mitteilen, nicht als Angriff zu betrachten ist, sondern als Versuch einer Hilfestellung. Dies wird besonders in der ersten Zeit der Therapie nicht erkannt. Die alten Mechanismen, die auf der Angst vor Kränkung beruhen, führen nur zu oft dazu, richtige und wohlmeinende Hinweise zurückzuweisen.

Frieden machen mit sich und anderen ist ein wesentliches Therapieziel. Dieses zu erreichen ist viel schwieriger als zunächst angenommen. Folgen wir dem Märchen, sind Erlösung, Heilung, Befreiung – Begriffe, die ohne Frieden nicht vorstellbar sind – erst am Ende möglich. Trotzdem ist eine Weiterentwicklung nur zu erwarten, wenn die alten Scheingefechte aufgegeben werden. Die schneidenden Schwerter gilt es zu überwinden.

Wenn an dieser Stelle auch die Reise noch nicht zu Ende ist, gehört ein innerer Entschluß dazu, auf Abwertung, Aggression,

Gegnerschaft, Kampf und ähnliches zu verzichten und diese Form der Gewaltlosigkeit im Umgang mit anderen zu üben. Das bedeutet: leben und leben lassen, auf Geltungssucht verzichten, Mensch unter Gleichwertigen werden, die Schwächen anderer verstehen und nicht zum Anlaß von Abwertung nehmen.

Gerade Menschen mit dem Eisenofen-Syndrom sind oft unversöhnlich. Einmal gekränkt bedeutet für sie lebenslängliche Feindschaft. Innerlich lassen sie andere Menschen einfach sterben. Sie tendieren dazu, die Welt in zwei Lager zu teilen, in die, die für sie, beziehungsweise diejenigen, die gegen sie sind: Schwarz oder weiß, alles oder nichts ist oft die Devise. So wie sie im Grunde wenig Zuneigung zu sich selbst spüren, fällt es ihnen schwer, großzügig und tolerant mit ihren Mitmenschen umzugehen, Fehler zu verzeihen und Unzulänglichkeiten zu akzeptieren. Sie suchen und finden die Schwächen anderer mit traumwandlerischer Sicherheit und scheuen sich nicht, dieses Wissen radikal für die eigenen Zwecke auszunutzen. So wird es dem Menschen im Eisenofen besonders schwer fallen, bei einer erlittenen Kränkung auf Rache oder Revanche zu verzichten. Aber genau dies ist erforderlich, wenn er sich seiner wahren Persönlichkeit nähern möchte.

Schwerter zu Pflugscharen machen bedeutet eine radikale Veränderung des gesamten Lebens. Die Energie, die zuvor zum Kampf, zur Abwehr und Distanzierung benutzt wurde, gilt es jetzt, konstruktiv zu verwenden. Der Mensch im Eisenofen mußte viele Fertigkeiten lernen, um in seinem schweren Lebenskampf zu bestehen. Jetzt gilt es, seine Kräfte und Fähigkeiten positiv zu nutzen, damit sie ihm helfen, die harte Charakterpanzerung zu überwinden. Kreativität und Phantasie sind erforderlich, um diesem Bild zu folgen.

Der Verzicht auf vertraute Verhaltensweisen ist so ohne weiteres nicht möglich. Wenn ein Mensch etwas abgeben soll, dann muß er auf der anderen Seite etwas dafür bekommen. Daß auch das Märchen davon weiß, zeigt sich in den nächsten Bildern.

Die Fahrt über den See *oder* Erinnern

Der Eisenofen wurde weit weggerückt über gläserne Berge und schneidende Schwerter. Von einem See ist zunächst nicht die Rede, doch muß die Königstochter, um zu ihrem Geliebten zu gelangen, einen solchen überqueren. Im Märchen heißt es nur, sie setze über, und es fällt auf, daß die Itschen ihr für diese Fahrt, im Gegensatz zu dem Glasberg oder den schneidenden Schwertern, nichts zur Verfügung stellen mußten, etwa ein Boot. Es sei nochmals daran erinnert, daß die Königstochter eine Seite repräsentiert, die im Eisenofen-Menschen vorhanden ist, ohne daß sie jedoch bis dahin gelebt und erkannt wurde.

Der See oder das Meer ist aus tiefenpsychologischer Sicht ein Bild für den Bereich der menschlichen Existenz, den wir *unbewußt* nennen. Die Fahrt über den See ist die bildliche Darstellung dafür, daß die Königstochter nur so, *indem sie sich für ihr Unbewußtes öffnet*, zum Schloß ihres Geliebten gelangen kann. Damit es einem Eisenofen-Menschen möglich wird, in sein inneres Schloß zu gelangen, dorthin wo seine wahre Persönlichkeit zu finden ist, ist es erforderlich, daß er sich selbst erkennt. Die Überwindung der gläsernen Berge und der schneidenden Schwerter bringt es mit sich, daß er sich selbst begegnet, daß er den Mut findet, seine geleugneten Unzulänglichkeiten zu sehen und anzuerkennen. Dann sitzt er nicht mehr auf seinem hohen Roß. Seine Selbsterkenntnis läßt ihn menschlicher werden, berührbarer und echter. Daher ist es auch die Königstochter, die zunächst allein über den See fährt. Ihr fällt es leichter, Kontakt zu ihrem Unbewußten herzustellen, denn sie (d. h. die Seite, die der Mensch im Eisenofen in sich selbst entwickeln muß) lebt wesentlich gefühlstiefer als der Königssohn.

Wir unterscheiden zwischen dem Bewußten und dem Unbewußten. Bewußt ist alles Seelische, was der unmittelbaren Erinnerung zugänglich ist, der Rest ist unbewußt. Das Unbewußte ist vom Umfang her um ein Vielfaches größer als das Bewußtsein, und sein Einfluß ist viel bedeutender als allgemein vermutet. Vieles im Unbewußten ist stärker als das Bewußtsein[13] und setzt sich letztlich durch. Therapie muß daher immer das Ziel haben, auch unbewußte Vorgänge zu verändern.

In unserer Kultur haben Menschen weitgehend den Kontakt zum Unbewußten und damit zu einem wesentlichen Bereich ihrer Existenz verloren. So ist auch der Mensch im Eisenofen meist jemand, der sich dem Rationalen verschrieben hat, ein Mensch, der in erster Linie dem Kopf, seinem Verstand, den Vorzug gibt, er ist ein *Kopfmensch*. Typisch für ihn ist, daß er alle Probleme ausschließlich durch Denken lösen will. Die Überbetonung der Ratio, des Verstandes, bringt viel Leid mit sich. Stundenlang werden Gedanken ohne Ergebnis hin und her gewälzt. Viele Menschen leiden unter regelrechten Grübelzwängen, was bedeutet, daß es ihnen unmöglich erscheint, mit Grübeln aufzuhören.

Gefühle bilden eine Brücke zwischen Geist und Körper und auch vom bewußten zum unbewußten Bereich. Beim Eisenofen-Menschen sind die Gefühle ins Unbewußte verbannt. Diese eingesperrten Gefühle, die abgespalten und nicht spürbar sind und zu einem Mangel an Lebendigkeit führen, müssen mit dem «Kopf» verbunden werden.

Das Drama während der Kindheit hat so früh stattgefunden, daß eine Erinnerung daran unmöglich erscheint. Menschen im Eisenofen haben allgemein wenig Erinnerung an ihre Vergangenheit. Trotzdem sind die Ereignisse im Unbewußten gespeichert und wollen wiederentdeckt werden. Gerade eine psychoanalytische Therapie versucht, *vergessene* oder *verdrängte* Verletzungen wieder bewußtzumachen, sie aus dem Unbewußten zu befreien, damit sie bewußt gesehen und bearbeitet werden können.

Während dieser Phase der Weiterentwicklung geht es um ein

vertieftes Verständnis der Störung. Die Frage «Wo ist die Ursache?» wird aktuell. In folgender Fallgeschichte wird deutlich, wie während einer therapeutischen Behandlung zumindest teilweise die Hintergründe der Persönlichkeitsstörung transparent werden:

Herr C. wäre sicher nicht in Therapie gekommen, wenn er nicht mehrfach im Krankenhaus von Alkohol entgiftet worden wäre. Weiter litt er unter einer massiven Eßstörung, unter Bulimie. Als Konditor hatte er Zugang zu großen Nahrungsmittelmengen, die er heimlich abzweigte und in unbeobachteten Momenten in sich hineinstopfte, um sich anschließend mittels Erbrechen zu erleichtern. Diese Prozedur wiederholte er täglich, mitunter mehrmals. Daher war Herr C. untergewichtig, trotz der Zufuhr riesiger Nahrungsmengen.

Er hatte große Mühe, sich in der Klinik zurechtzufinden. Durch das gestörte Eßverhalten geriet er immer wieder in den Teufelskreis von exzessivem Essen, anschließendem Erbrechen, massiver Selbstabwertung, Verstimmungszuständen und erneutem exzessivem Essen. Immer wieder wollte er die Therapie abbrechen, da er sich nicht am richtigen Ort wähnte. Zunächst war es nur der Verstand, der ihm vermittelte, daß ein Therapieabbruch nichts als eine Flucht vor seiner Suchtkrankheit wäre, mit der unweigerlichen Folge des Scheiterns verbunden, mit unabsehbaren Folgen.

Die erste Phase der Therapie gestaltete sich schwierig, da es Herrn C. wie jedem Bulimieerkrankten extrem schwer fiel, das Eßverhalten zu korrigieren. Erst in einer weiteren Phase wurden die Hintergründe seiner Krankheit beleuchtet. Während der Therapie wurde deutlich, daß Herr C. in vielfältiger Weise dem Bild des Menschen im Eisenofen entsprach. Er hatte kaum Zugang zu seinen Gefühlen, insbesondere fiel es ihm schwer, Schmerz- und Trauergefühle zu äußern oder auszudrücken. Mitpatienten gegenüber verhielt er sich kühl, abweisend, nicht selten deutlich überheblich und abwertend.

Glücklicherweise zeigten sich seine Eltern kooperativ und waren bereit, zu Familiengesprächen in die Klinik zu kommen. In erster Linie folgten sie einem Pflichtgefühl als korrekte Eltern, die sich nichts vorzuwerfen hatten. Dies betonten sie auch in den ersten Gesprächen. Der Vater war als Berufssoldat tätig und strahlte eiserne Prinzipientreue sowie Rechtschaffenheit aus. Die Mutter wirkte kühl, distanziert und hatte eher männlich herbe Züge, die einen sensiblen, verletzlichen inneren Kern verbargen.

Nach verschiedenen fehlgeschlagenen Versuchen, die Hintergründe der Persönlichkeitsstörung zu verstehen, thematisierte Herr C. die eheliche Untreue seines Vaters, unter der er als Jugendlicher sehr gelitten habe, nicht zuletzt dadurch, daß er miterleben mußte, wie sehr sich seine Mutter quälte. In diesem Zusammenhang thematisierte der Vater des Patienten die sexuellen Probleme in der Ehe. Auf dem Hintergrund einer früh erlebten sexuellen Mißbrauchserfahrung fühlte die Mutter eine starke Abneigung gegen jede Form von Sexualität. Besonders alles Männliche sei ihr eigentlich zuwider, erklärte sie. Nach einigem Zögern gab sie zu, daß sie sehr enttäuscht war, als sie einen Sohn geboren hatte. Sie hatte gehofft, eine Tochter zur Welt zu bringen. Eine zwiespältige Haltung der Mutter ihrem Sohn gegenüber war die Folge. Bei seiner materiellen Versorgung wurde nichts versäumt, die problematische Mutterbeziehung spiegelte sich insbesondere im Selbstgefühl des Patienten.

Herr C. hatte extreme Schwierigkeiten, sich als Mann zu fühlen. Sexuell fühlte er sich als Neutrum. Partnerbeziehungen waren bisher nach kurzer Zeit gescheitert, da er sich nicht auf eine wirkliche Beziehung einlassen konnte. Im oberflächlichen Kontakt wirkte er meist freundlich und unkompliziert. In engeren Beziehungen wurden Leere und Langeweile schnell zur Belastung, so daß sie scheiterten. Seine Gefühle hatte Herr C. einsperren müssen. Um seiner Mutter zu gefallen, durfte er seine Männlichkeit nicht zum Ausdruck bringen und leben. Dies war ihm bis dahin nicht bewußt. In der Therapie, die längere Zeit dauern wird, soll Herr C. lernen, sich gegen die verinnerlichten

Begrenzungen der Mutter zu wehren und das eigene Selbst, die eigene Persönlichkeit zu finden.

Den Anfang des Märchens haben wir so verstanden, daß es die dunkle Seite der Mutter – die Hexe – war, die den Königssohn in den Eisenofen hineinverwünschte. Diese Interpretation deckt sich mit den Erkenntnissen der klinischen Psychologie, deren Aufgabengebiet die Erforschung und Behandlung seelischer Störungen ist: Die gestörte Beziehung zur Mutter führt zu einer gestörten Beziehung des Eisenofen-Menschen zu sich selbst, und dies wiederum wirkt sich seinerseits auf alle seine Beziehungen zu Mitmenschen aus.

Der Versuch, die Störung im Einzelfall präzise zu ergründen, wird nur über die verschüttete Erinnerung möglich sein. Dabei wird es vor allem darum gehen, die Mutter-Kind-Beziehung zu untersuchen, obwohl die Ursache nicht immer hier liegt. Oft ist es jedoch ausreichend, umfassender zu verstehen, wie die Beziehung zwischen Mutter und Kind war. Ist die Persönlichkeit der Mutter bekannt, können ihre Charaktermerkmale als Hinweise dienen, wie die Atmosphäre während der frühkindlichen Entwicklung gewesen sein könnte. Eine gewisse Vorsicht ist angemessen, da auch viele äußere Umstände in der Frühkindheit das damalige Verhalten von Mutter und Kind beeinflußten. Daß die allgemeinen Charaktereigenschaften der Mutter schon einiges aussagen über die Mutter-Kind-Beziehung, wird in folgenden Fallbeispielen deutlich, die alle auf mangelnde Liebesfähigkeit der betreffenden Mütter hinweisen:

Meine Mutter konnte selbst keine Gefühle zeigen. Sie war Alkoholikerin und oft ziemlich unberechenbar und rücksichtslos. Häufig bekam ich unbegründet Schläge oder wurde stundenlang im dunklen Keller eingesperrt.

Oder:

Meine Mutter brachte mich unehelich zur Welt. Ich glaube, sie hat mir nie verziehen, daß ich geboren wurde.

Oder:

Meine Mutter war immer schon äußerst dominant und herrschsüchtig. Darunter hatte besonders mein Vater, aber auch ich zu leiden. Zufrieden war sie noch nie.

Oder:

Ich wuchs im Kinderheim auf. Ab und zu kam meine Mutter und brachte mir Süßigkeiten, oft meldete sie sich wochenlang nicht.

Die Suche nach den Ursachen des Eisenofen-Syndroms, nach dem Mangel, der zur Schädigung und zur Störung des Kindes führte, ist ein wichtiger Bestandteil der Psychotherapie.

Im Schloß der unechten Gefühle *oder* Das falsche Selbst

Unaufhaltsam kommt die Königstochter ihrem Geliebten näher, und bei nüchterner Betrachtung könnte man annehmen, daß es jetzt, nachdem sie das Schloß erreicht hat und weiß, daß der Königssohn darin lebt, doch ein leichtes wäre, zu ihm zu gehen und sich als die wahre Braut zu erkennen zu geben. Wieder ist die Sprache des Märchens unverfänglich klar und verzichtet auf einfache, allzu schnelle Lösungen. Die Königstochter, die ihren Geliebten gesucht und gefunden hat, ist ihm so nah und doch so fern. Wenn sie bei ihm ist, ist er betäubt, und es findet kein wirklicher Kontakt, keine wirkliche Begegnung statt. Trotz der überwundenen Hindernisse ist sie immer noch nicht am Ziel, im Gegenteil. Wie leicht könnte jetzt noch alles scheitern! Erst die letzte der drei Begegnungen bringt Erfolg.

Zunächst muß die Szene vor der Erlösung genauer betrachtet werden, da auch hier wieder Wesentliches zum Ausdruck kommt. Der Ort, an den die Königstochter nun gelangt, ist wieder ein Symbol für die innere Welt des Menschen mit dem Eisenofen-Syndrom. Das «Schloß der unechten Gefühle» spiegelt wichtige Facetten seiner Existenz. Die falsche Braut ist, um für sich Vorteile zu erlangen, zu jedem Betrug bereit. Selbst der Verrat des Partners ist ein Mittel, um sich zu bereichern. Es geht um Äußerlichkeiten, um schöne Kleider, um Pracht und Schönheit, die den größten Wert zu haben scheinen. Eindeutig läßt sich hier nicht nur ein individuelles Problem, sondern das zentrale Problem der westlichen und zunehmend der östlichen Industrienationen erkennen: Das Selbstwertgefühl eines Volkes wird nach dem Bruttoinlandprodukt festgelegt. (Siehe dazu im Anhang, S. 157, «Die narzißtische Gesellschaft».)

Die falsche Braut muß als ein weiterer Bestandteil der Persönlichkeit des Eisenofen-Menschen gedeutet werden, sie ist ein Bild für sein *falsches Selbst.* Menschen, die nicht ihr *wahres Selbst* entwickeln konnten, sind nicht wirklich sie selbst, und ihre Beziehungen haben einen merkwürdig unechten Charakter. Man hat den Eindruck, daß sie eine Rolle spielen, die perfekt den Erfordernissen gerecht wird. Wenn es darum geht, Vorteile zu erlangen, ist fast jedes Mittel recht. Beziehungen, die keine Vorteile mehr bringen, verlieren an Bedeutung und werden beendet. Andere werden ohne Mitgefühl gekränkt, übervorteilt, getäuscht etc. Menschen mit einem falschen Selbst zeigen:

- Betroffenheit und Anteilnahme, wenn es Vorteile hat, einem Trauernden beizustehen;
- Wertschätzung, wenn es günstig erscheint, einem anderen zu schmeicheln;
- Unterwerfung, wenn von der Macht und dem Glanz eines andern profitiert werden kann;
- Überbelastung, wenn es darum geht, andere zu beeindrucken oder sich vor weiterer Arbeitszuteilung zu schützen;
- Trauer, wenn es Vorteile hat, Mitleid bei anderen zu erwecken;
- Macht und Stärke, wenn sie die Bewunderung anderer erreichen können;
- ...

Ausbeutung und Mißbrauch anderer Menschen ist bei vielen Eisenofen-Menschen üblich. Sie haben ausgeprägte Fähigkeiten, gerade die Menschen zu finden, die ihren egoistischen Bedürfnissen willfährig sind. Partnerbeziehungen haben besonders oft den Charakter sexueller Ausbeutung.

Herr S., von Beruf Verkäufer und Vertreter einer größeren Firma, hatte des öfteren die Fahrerlaubnis wegen Trunkenheit im Straßenverkehr verloren. Als er in die Klinik kam, fiel es ihm schwer, zu akzeptieren, daß er suchtkrank war. Sein Verhalten ähnelte dem eines gut trainierten Schauspielers. Seine gewinnende und freundliche Art hatte etwas Manipulatives. Rasch hatte er die Regeln der therapeutischen Gemeinschaft verstanden und spielte den perfekten Patienten. Wut oder Ärger über andere schienen ihm fremd. Beruflich war Herr S. erfolgreich, hier hatte ihm sein zuvorkommendes und galantes Auftreten bedeutende Vorteile verschafft.

Er hatte sich von seiner Ehefrau wegen einer anderen Partnerin getrennt. Zuvor war er in wechselnde Affären verstrickt gewesen. Ihm fehlte die Fähigkeit, sich auf Nähe und Intimität wirklich einzulassen. Im weiteren Verlauf der Therapie wurde deutlich, daß die neue Beziehung daran zu scheitern drohte, daß Herr S. sich in seinen Freiheiten eingeschränkt fühlte. Er berichtete, daß er zu Beginn einer Beziehung jeweils keine Mühe habe, der Partnerin treu zu bleiben, sobald die Verbindung jedoch enger werde, suche er heimliche Liebschaften.

In der therapeutischen Gemeinschaft fiel seine hektische Betriebsamkeit auf. Er konnte es nicht ertragen, untätig zu sein. Eine starke innere Unruhe, verbunden mit Gefühlen der Leere und Sinnlosigkeit, die sich besonders in Zeiten des Nichtstuns und der Muße bemerkbar machte, wurde zunehmend als Problem sichtbar. Weiter bekannte er nach einigem Zögern (Probleme zu haben paßte eigentlich nicht in das Bild, das er von sich selbst entworfen hatte), eine übersteigerte Angst vor Krankheiten zu haben. Als starker Raucher befürchtete er, Lungenkrebs zu bekommen oder einen Herzinfarkt. Diese Ängste quälten ihn besonders nachts, wenn er nicht schlafen konnte.

Nach außen wirkte Herr S. nicht wie ein Mensch, der unter seinen Beziehungsproblemen litt. Einzig die Tatsache, daß er süchtig wurde, hatte ihn zum Innehalten gezwungen. Daß er außer seinem exzessiven Alkoholkonsum noch weitere Schwierigkeiten haben könnte, war ihm zunächst nicht möglich zuzugeben. Seine Ziele hatte er fast mühelos erreicht, und er strahlte Selbstsicherheit und Überlegenheit aus.

In der therapeutischen Gemeinschaft wußte er sich manipu-

lativ in Szene zu setzen, um anderen zu imponieren. Seine große Kränkbarkeit überspielte er geschickt. Insgesamt wirkte er jedoch merkwürdig oberflächlich, und alles war eine Spur zu glatt, zu problemlos, ohne Tiefe.

Das falsche Selbst ist in einer Weise zur Lebenshaltung des Eisenofen-Menschen geworden, daß es ihm nicht bewußt ist, daß das, was er tut oder sagt, seinem wahren Selbst nicht entspricht. Der Therapeut achtet während der Therapie daher auf jede Nuance des Gefühlsausdrucks. Immer, wenn er wahrnimmt, daß dieser echt ist, meldet er dies dem Patienten zurück: «Als Sie gerade über den Tod Ihres Freundes redeten, konnte ich deutlich Ihre Trauer wahrnehmen.» Patienten lernen so, ihren echten Gefühlen näherzukommen und sie zum Ausdruck zu bringen. Ein schwieriger Prozeß, der am besten in einer therapeutischen Gemeinschaft eingeleitet werden kann, da hier Rückmeldungen durch Mitpatienten und Therapeuten unmittelbar erfolgen können.

Das falsche Selbst ist eine Lebenshaltung, die Menschen im Eisenofen entwickeln mußten, weil sie nur Liebe bekamen, wenn sie nicht sie selbst waren und sich den Erwartungen anderer anpaßten. Nun glauben sie, nur mit Manipulation, Täuschung bis hin zu Betrug und Verführung das Leben gewinnen zu können. Andere werden ausgebeutet oder übervorteilt. «Die Welt will betrogen sein!», so das Sprichwort, und vielfach ist ja tatsächlich davon auszugehen, daß Ehrlichkeit, Verläßlichkeit und Unbestechlichkeit auf den ersten Blick Nachteile bringen und keineswegs immer der Weg sind, der am schnellsten zum Ziel führt. Oft hat der Weg des falschen Selbst tatsächliche materielle Vorteile. Der Gerissenere ist der Stärkere und der Erfolgreiche, der gesellschaftlich Anerkannte; der Ehrliche ist der Dumme. Das falsche Selbst wird belohnt und oft zu einer Lebenshaltung, die als völlig richtig und notwendig angesehen wird. Doch der Preis, der für ausbeuterische und selbstsüchtige Lebensführung zu zahlen ist, ist auf Dauer hoch; das Gewissen ist eingeschränkt, im schlimmsten Fall völlig unzureichend oder nicht vorhanden, und die Lieblosigkeit sich selbst und anderen gegenüber macht bitter und krank.

Besondere Schwierigkeiten haben Eisenofen-Menschen, tiefe Trauer und echte Freude zu empfinden. Freude wirkt bei diesen Menschen in der Regel aufgesetzt-höflich, maskenhaft. Wut und Haß sind die zentralen Gefühle, die unterschwellig fast permanent empfunden werden. Besonders im Falle einer Kränkung kann die Wut überschäumen und ein regelrechter Kontrollverlust eintreten. Jetzt ist der Eisenofen-Mensch mit seinen tatsächlichen Gefühlen in Kontakt, aber diese starken Wut- und Haßgefühle verstellen den Zugang zum wahren Selbst in ähnlicher Weise wie das unechte Spiel der verschiedenen Rollen, die immer nur äußere Vorteile, aber keine wirkliche Befriedigung zur Folge haben.

Sofortige Bedürfnisbefriedigung

Ein schwieriger Bereich ist bei den Menschen, die im Eisenofen leben müssen, die Neigung zur sofortigen Bedürfnisbefriedigung. Spannungen werden schlecht ertragen und mit irgendwelchen Methoden, die eine schnelle Erleichterung bewirken, zu bekämpfen versucht. Innere Leere und Langeweile sind, wie an den Fallbeispielen deutlich wurde, häufige quälende Zustände, wie auch depressive Verstimmungen. Sie werden mit Betäubungsmitteln bekämpft. In erster Linie sind hier Alkohol, Drogen und Medikamente zu erwähnen. Aber auch Kaufen, Essen, Spielen, Arbeiten, Fernsehen, Autofahren, Aktionismus etc. können die Funktion von Beruhigungsmitteln haben.

Da es das, was wirklich heilen könnte, in der äußeren Welt nicht gibt, wird Ersatz gesucht. Dies zu verstehen ist besonders für Suchtkranke von entscheidender Bedeutung. Es reicht in aller Regel nicht, nur auf das Suchtmittel zu verzichten, sondern es wird darum gehen, das nachzuvollziehen, was das Märchen als Weg der Heilung vorschlägt: *die Entwicklung der Liebesfähigkeit.* Es wird keinen Ausweg geben, wenn der Eisenofen-Mensch nicht lernt, auf sofortige Bedürfnisbefriedigung zu verzichten. Das, was das Märchen Schritt für Schritt entwickelt, ist demzufolge ein unabdingbarer, allerdings auch schwieriger Prozeß. Die Erfahrungen, die mit der Überwindung der Hindernisse und Schwierigkeiten verbunden waren, die überwunden werden konnten, helfen nun, die letzten Schritte zu vollziehen.

Eindringlich stellt das Märchen beide Seiten einer Medaille nebeneinander: Hier die Königstochter, die alles hingibt, sich veräußert, das schöne Kleid (alle Äußerlichkeiten) opfert, um in der Nähe des Geliebten zu sein. Ihre Trauer ist tief, und ihre Treue hat kindlich anhänglichen Charakter. Auf der anderen Seite der betäubte Königssohn! Die Aussage des Märchens ist wieder symbolisch zu deuten. Es ist die falsche Braut, die ihn betäubt. Sie steht für alle möglichen Betäubungsmittel, die Menschen daran hindern können, wirklich sich selbst zu spüren, und das heißt, zunächst Trauer und Angst, dann aber auch Freude, Glück und Dankbarkeit zu fühlen. Die Jagd nach Erfolg, Prestige, Macht, Einfluß, Geld, Besitz, Schönheit, Unsterblichkeit etc. steht im Zentrum des Lebens. Das, was für den Eisenofen-Menschen verschärft gilt, ist ein weitverbreitetes Problem unserer Zeit. Alles will perfektioniert, mit viel Energie erreicht, mit allen möglichen Mitteln erkämpft werden. Lieben zu erlernen ist kein erstrebenswertes Ziel, oder man glaubt, das ergebe sich von selbst. Man braucht es nicht zu lernen, man kann es schon, wenn nur der richtige Partner gefunden ist, der ewige Liebe schenkt.

Das Märchen weist den Weg durch den Dschungel: wirkliche Selbstliebe ist das Gegenteil von Egoismus.

Die wunderschönen Kleider, die die Königstochter in den Nüssen findet, sind in ihrer symbolischen Bedeutung sehr wertvoll. Sie sind Bilder der wahren Selbstliebe. In Märchen sind äußere Merkmale wie eine Königskrone, goldenes Haar, Frosch, Igelpelz, wunderschöne Kleider etc. fast immer als Bilder für innere Zustände zu deuten. Die Königstochter findet in jeder Nuß ein noch schöneres Kleid, und man möchte annehmen, daß sie allein damit den Königssohn von ihrer wahren Identität überzeugen müßte. Warum überläßt sie der falschen Braut diese wertvollen Gewänder?

Während einer psychoanalytischen Therapie läßt der Therapeut die Gedanken und Phantasien des Klienten sich frei entfalten. Er läßt es bewußt zu, daß sich *Größenphantasien* noch stärker entwickeln. Das ohnehin schon extreme Geltungs- und Beachtungsbedürfnis wird sich weiter steigern. Der Therapeut wird es tunlichst vermeiden, diesen Prozeß, der mitunter lange dauert, zu stoppen. Es besteht nämlich die berechtigte Hoffnung, daß der Patient selbst *wach* wird und seine wahren Defizite erkennt. Die Parallelen im Märchen sind offensichtlich: Die wahre Braut überläßt der falschen Braut, ohne zu zögern, die schönen Kleider, da sie weiß, daß diese letztlich nichts mit ihnen anfangen kann. In ihren Händen werden sie wieder zu Äußerlichkeiten. Wie Seifenblasen werden die Illusionen zerplatzen!

Wieder müssen wir daran denken, daß alle drei Figuren: der noch nicht erlöste Königssohn, die falsche Braut und die suchende Königstochter, als Bestandteile einer Persönlichkeit zu betrachten sind, die jeweils unterschiedliche Seiten repräsentieren. In dem Eisenofen-Menschen hat es schon immer das falsche Selbst gegeben, das durch die falsche Braut symbolisiert wird. Die wahre Königstochter ist durch den bisherigen Prozeß in Form ihrer Suchwanderung zu einer immer stärker werdenden Kraft im Innern des Eisenofen-Menschen geworden. Beide, die falsche und die echte, konkurrieren miteinander, und der Eisenofen-Mensch erlebt eine Zeit des starken inneren Zwiespalts. Sie gipfelt in der entscheidenden Szene, in der der Königssohn den Wein, in den ein Schlaftrunk gemischt wurde, vorbeilaufen läßt.

Zur Liebe erwacht

> Sehnsucht nach Liebe ist Liebe.
> Und siehe, du bist schon gerettet,
> wenn du versuchst,
> der Liebe entgegenzuwandern.
>
> ANTOINE DE SAINT-EXUPÉRY

Die wahre Braut hat alles auf sich genommen, um ihrem Geliebten wirklich zu begegnen. Sie weiß, daß er sie wiedererkennen würde, wenn sie nur die Gelegenheit bekäme, ihm wahrhaftig gegenüberzustehen. In der Szene, die sich dreimal im Schlafgemach des Königssohns wiederholt, ist der Höhepunkt der Suchwanderung zu erkennen. Die Arbeit an sich selbst, die Überwindung aller Hindernisse und Schwierigkeiten hat zur Reifung und Weiterentwicklung der Persönlichkeit geführt, so daß die verborgenen inneren Schätze zum Vorschein kommen. Die Mühe der Königstochter, die in Wirklichkeit die Arbeit des Eisenofen-Menschen an sich selbst ist, hat sich gelohnt.

In der Realität sind die Gesetzmäßigkeiten persönlicher Weiterentwicklung ähnlich. Wer zu sehr an materiellen Dingen festhält, an Status, Prestige und Anerkennung, verliert das Wesentliche oder wird es nie gewinnen.

Die falsche Braut, die alles für sich in Anspruch nimmt, unersättlich ist, will natürlich auch die Kleider der Prinzessin besitzen, und um sie zu erwerben, bringt sie Betrug ins Spiel, indem sie ein Schlafmittel in den Wein des Königssohns mischt, damit er die wahre Braut nicht erkennt. Ohne wirklich etwas dafür zu tun, versucht sie, sich die schönen Kleider anzueignen. Doch nur zweimal gelingt es ihr, beim dritten Mal wird sie entlarvt. In den Bildern des Märchens gesprochen, bedeutet dies, daß es nur nach harter Arbeit an der eigenen Persönlichkeit möglich ist, Früchte zu ernten.

Die Königstochter klagt: «... *ich habe dich gesucht und bin gegangen über einen gläsernen Berg, über drei schneidende Schwerter und über ein großes Wasser, ehe ich dich gefunden habe, und willst mich doch nicht hören.»* Als der Königssohn sie auf Grund seiner Betäubung zunächst nicht hören kann, macht sie berechtigterweise ihre Suchwanderung als extreme Leistung geltend. Doch sie muß sich in Geduld üben und darauf hoffen, daß der erbrachte Einsatz sich gelohnt hat.

Anders die falsche Braut! Was sie für begehrenswert hält, muß sie haben. In der Therapie sind die Parallelen nicht selten offensichtlich. Menschen erwarten, daß es ihnen besser gehen soll, aber sie wollen die Arbeit an ihrer Persönlichkeit nicht vornehmen. Zu unbequem, zu beängstigend und gefährlich erscheint ihnen der Weg. Lieber bleiben sie passiv im bequemen Elend und versuchen weiterhin, andere zu manipulieren und zu mißbrauchen, um an ihr Ziel zu kommen. Das Märchen weist eindeutig diesen Weg als zum Scheitern verurteilt aus. Nur sehr kurzfristig ist der Triumph der falschen Braut. Bald schon wird sie alles verlieren und vermutlich die Schuld – wie immer – bei anderen suchen. Selbsterkenntnis und Selbstkritik sind ihr fremd und passen nicht zu ihr. Sie wird andere suchen und finden, mit denen sich ihr Drama wiederholen wird.

Die wahre Königstochter ist erschüttert und verzweifelt, als der Königssohn sie nicht hört. Demnach sind Verzweiflung und Trauer des Eisenofen-Menschen über sich selbst der Schlüssel für seine Erlösung. Im Märchen erkennt der Königssohn die richtige Braut, als er auf Betäubung verzichtet. Wörtlich heißt es: *«du bist die rechte ...»* Gemeint ist die richtige oder besser, die Echte. Übersetzt bedeutet dies, daß er sein wahres Selbst wiedererkennt.

Sie hatte ihn wieder aufgenommen, obwohl er sich einer anderen, einer Jüngeren, zugewandt hatte. Er weinte bitterlich, denn nie zuvor war ihm so bewußt gewesen, wie sehr er sie verletzt hatte.

An diesem Beispiel läßt sich die entscheidende Wende verstehen, die es im Leben des Eisenofen-Menschen geben muß. So wie dieser Mann über sein selbstsüchtiges Handeln mit allen Fasern seiner Existenz erschüttert ist, muß der Eisenofen-Mensch sein bisheriges Leben wie einen Verrat an sich selbst verstehen lernen. Er ist dem Falschen, Unsinnigen, Selbstsüchtigen und Egoistischen hinterhergelaufen. Er hat andere und vor allem sich selbst gekränkt. Dies gehörte in einer Weise zu seiner Lebenswirklichkeit, daß er nicht glauben oder verstehen konnte, daß es anders hätte sein können. In diesem Sinne muß er sich selbst sehen und verstehen lernen.

Ein Tagesbericht gibt wie eine Momentaufnahme die Erkenntnisse wieder, die ein Patient gewonnen hat:

Seit dem Aufstehen heute morgen war ich bis nach dem Frühstück von Geschehnissen des gestrigen Tages gefesselt. Ich konnte klarer denken, sortieren. Nach dem Frühstück dämmerte es mir beim Ausruhen auf dem Bett: Illusionen! Mit Erschrecken schlich sich bei mir die Erkenntnis ein, daß mir als kleiner Junge mein Wille permanent gebrochen wurde. Ich durfte und konnte mein Leben nicht als kleiner Junge leben. Statt dessen wurde mir vorgeschrieben, wie ich leben durfte, und ich paßte mich an. Bilder aus meiner Erinnerung wurden wach. Es waren Mutproben: «Ich bin wer! Schaut doch her!» Nur sah das niemand, oder es war sowieso egal, wie selbstverständlich.

In meiner Einsamkeit war ich traurig und haßte die Verantwortlichen, meine Eltern, dafür. Um in «Frieden» leben zu können, beugte ich mich dem aufgezwungenen Willen. Ärger und Wut waren in mir, ich widersetzte mich nur wenige Male, um mich am Ende doch zu unterwerfen, ohnmächtig und machtlos. Gelockt wurde ich mit leeren Versprechungen: «Du lernst fürs Leben!» Den Rest zum Aufgeben vollbrachten teure und unsinnige Geschenke. Mir wurde erst heute bewußt, daß ich nie mein Leben leben durfte. Ich wurde an einer Weiche auf ein anderes

Gleis umgeleitet, mußte ein anderes Leben leben. Wegen seiner Annehmlichkeiten gewöhnte ich mich daran. Nur war es eine Welt der Illusionen. Ebenso, wie meine Eltern realitätsfremd lebten, begab ich mich in diese total abgehobene Scheinwelt. Diese war irgendwann auch meine «Fremdwelt», auf der ich mein Leben aufbaute. Diese Welt verteidigte ich aggressiv, während ich mich als kleinen Jungen vergaß.

Mit meiner Heirat wechselte ich schließlich nur den Lokführer. Anstelle meiner Mutter steuerte nun meine Ehefrau den Zug auf diesem zwangsweisen Gleis durch die «Fremdwelt». Meine Freundschaft mit meiner späteren Frau benutzte ich zur Flucht aus dem Eltern- beziehungsweise Mutterhaus. Dafür verließ ich meine langjährige Freundin nahezu nahtlos. Tanz im Höllenfeuer bis zuletzt! Schließlich heiratete mich meine Frau. Jawohl, ich wollte gar nicht heiraten, und ich wußte keinen Ausweg aus der Falle. Außerdem: Wettbewerb mit meiner Verflossenen! Und wieder war Vergessen angesagt; die Rahmenbedingungen stimmten ja. Wohlstand durch Leistung aus dem Nichts. Meine Scheinwelt war perfekt.

Meine Anpassungsfähigkeit ließ meinen Widerwillen bei der Verrichtung täglicher Dinge zu einem Gefühl des Glücks wachsen, weil ich «Erleisten» der Harmonie als Erfolg für mich wertete und mir der Zuneigung und Liebe meiner Ehefrau so gewiß sein durfte. Und wehe, wenn ich die Harmonie störte! Liebesentzug!

Ich, der Fahrgast in einem falschen Zug, glaubte daran, daß ich den Lokführer bestimmen könnte. Und wieder widersetzte ich mich ohnmächtig und machtlos. Mein Wille wurde zum zweiten Mal gebrochen. Der kleine Junge war vergessen; selbst meine Scheinwelt wurde nun zerstört, die mir vertraut war, Geborgenheit und Liebe bedeutet hatte. Mein Chaos war perfekt, ausweglos.

Meine Wut und meinen Ärger benutzte ich seit meiner «Umpolung» in der Kindheit beinahe ausschließlich für meine Selbstverleugnung, für meine «Tarnung», für mein Überleben, getreu dem Satz: «Es kann nicht sein, weil nicht sein kann, was nicht sein darf!»

Ich denke, daß ich in dieser Ausweglosigkeit begonnen habe, mich mit Alkohol zu betäuben. Meine Ehefrau war sozusagen identisch mit meiner Mutter! Wiederholung der Geschichte!

Der nägelkauende kleine Junge erkennt sich wieder in dem kastrierten Mann, dessen Wut und Ärger im Nichts verpufft!

Die Berührung mit diesen Gedanken ließen mich heute still und spontan weinen und nachher bei Gruppenmitgliedern ungehemmt losheulen! Es tat weh! Und ich war unendlich traurig! Ich habe ein fremdes Leben gelebt und weiß von mir selbst nur wenig!

Wie aus den Schilderungen des Patienten hervorgeht, konnte er wesentliche Erkenntnisse über sich selbst gewinnen. Er fuhr über den See der Erinnerung und wurde wach für sein Drama.

Es war ein böser Fluch, der ihn in den Eisenofen sperrte, schon viel früher, als seine Erinnerung zurückreicht, und der ihn all diese Dinge tun ließ, die nicht mehr rückgängig gemacht werden können. Tiefe Trauer und Reue über sein bisheriges Leben lassen gerade die Seite in ihm wachsen, die bis dahin nur zur Königstochter, der wahren Braut, zu gehören schien. Diese, seine verlorene Seite, die er opfern mußte, als er in den Eisenofen gesperrt wurde, gilt es zu erlösen. Man könnte auch sagen, es ist die verlorene weibliche Seite des Eisenofen-Menschen.[14] Er mußte sich hart und gefühllos machen, um zu überleben. Jetzt werden die wahren Gefühle, die bis dahin geleugnet oder abgespalten wurden, endlich anerkannt und wahrgenommen. Indem er seine wahre Braut erkennt, kann er an sich selbst Dinge feststellen, die ihm bis dahin unmöglich erschienen. Er wird zu tiefen, echten Gefühlen fähig, und es gelingt ihm, sich in andere Menschen hineinzufühlen.

Märchen werden immer wieder falsch verstanden, wenn sie nicht als Bildersprache erkannt werden. Das Bild der Vereinigung zwischen Königssohn und Königstochter steht dafür, daß ein Mensch fähig wird, die *andere Seite*, in diesem Falle die *weibliche Seite,* in sich zu integrieren. Allzuleicht entsteht der Glaube, daß es gilt, eine «ideale» Partnerin zu finden, die mit ihrer Liebe Erlösung ermöglicht. Diese kindliche Ansicht hat Märchen in Verruf gebracht. Sie werden in ihrer Tiefe und Weisheit nicht verstanden, wenn sie dazu mißbraucht werden, unrealistische Erlösungsphantasien zu schüren, weil sie konkret genommen werden. In jedem Mann muß es notwendigerweise auch die weibliche Seite geben. Darunter ist die Fähigkeit zu verstehen, sich in positiver Weise abhängig zu machen, die sorgenden, mütterlichen Aspekte zu besitzen oder zu erwerben; die Fähigkeit zur mitfühlenden, warmherzigen Beziehungsgestaltung. Ein Mann, der diese Seite in sich vermißt, wird seine Männlichkeit immer wieder beweisen müssen, zum Beispiel mit übertriebenem Eroberungs- und Verführungsdrang, dem Don-Juan-Syndrom. Eine Übersteigerung dieser Problematik führt zum Sadismus. In jeder Frau muß es ebenso notwendig eine männliche Seite geben, die sie unabhängig und selbständig sein läßt. Das heißt, sie muß im Leben *ihren Mann stehen.* Dazu gehört, daß sie sich angemessen wehren kann, eigene Ziele verfolgt, selbstsicher und selbstbewußt lebt. Frauen, die diese Seite nicht in sich selbst entwickeln konnten, machen sich in übertriebener Weise von ihren Mitmenschen und von Partnern abhängig. Die übersteigerte Form dieser Problematik ist der Masochismus.

Daß es auch Frauen mit dem Eisenofen-Syndrom gibt und Männer, die auf ihre Autonomie verzichten, um Zuneigung zu erhalten, widerspricht dem oben Gesagten nicht. Es gibt Frauen, die ihre Gefühle, ihre Weiblichkeit, und Männer, die ihre männliche Seite entwickeln müssen.

Die Herstellung eines möglichst harmonischen Gleichgewichts zwischen männlichen und weiblichen Elementen einer Persönlichkeit führt zur Fähigkeit der Selbstliebe, nicht zum Egoismus, der das Gegenteil der Selbstliebe ist. Im chinesischen Yin-Yang-Symbol wird diese Weisheit zum Ausdruck gebracht. Etwas von dem einen ist auch in dem anderen und umgekehrt.

Einige Zeilen aus dem *Tao te King* von Lao Tse beschreiben das Gemeinte:

Wisse um das Männliche,
Sei das Weibliche!
Fließe wie der Strom des Universums!
Als Strom des Universums
Allzeit tugendhaft und standhaft,
Sei wieder wie ein Kind.

Wisse um das Helle,
Sei das Dunkle!
Handle wie ein Vorbild für die Welt!
Als Vorbild für die Welt,
Allzeit tugendhaft und unerschütterlich,
Kehre noch einmal zurück ins Leere.

Wisse um Ruhm,
Sei das Bescheidene!
Sei das Tal der Erde!
Als Tal der Erde,
Allzeit tugendhaft und zufrieden,
Kehre noch einmal zum unbehauenen Block zurück.

Wenn ein Block aufgebrochen wird,
Wird ein Gefäß daraus gemacht.
Die Weisen benutzen es, um zu regieren.
Ein guter Schneider schneidet wenig.[15]

Zusammenfassend könnte man die Aussage des Märchens deuten: Die suchende Königstochter stellt die positiven Kräfte dar, die auf gewaltlose Art das falsche Selbst besiegen. Und der Verzicht auf Betäubung macht wach für das Echte, für das eingesperrte wahre Selbst.

Die Integration weiblicher und männlicher Kräfte, Yin und Yang, führt zur Liebesfähigkeit.

Eine Übung[16]

Folgende Übung aus der Körpertherapie eignet sich besonders zum Einsatz in Gruppen. Sie berücksichtigt zunächst die Folgen, die durch den Mangel verursacht werden: Die Haltung *Ich brauche niemanden!* oder *Ich muß es alleine schaffen!* war, wie bereits erwähnt, der Versuch, sich an den eigenen Haaren aus dem Sumpf zu ziehen. So ist es als *erstes* notwendig, sich der Realität des Versagens zu stellen und dies zu akzeptieren. Der *zweite* Schritt besteht darin, Hilfe anzunehmen, und im *dritten* geht es um die Wiedergewinnung der Selbstachtung.[17]

- *Im ersten Teil der Übung geht es darum, vornübergebeugt auf einem Bein zu stehen, fast bis zum Zusammenbruch. Wenn es nicht mehr möglich ist, auf diesem einen Bein zu stehen, wird das Standbein gewechselt, und wieder geht es bis kurz vor dem Zusammenbruch. Während des Stehens soll der Übende sich einen Elternteil vorstellen, von dem er sich vernachlässigt fühlt und zu dem er sagt: «Hilf mir!»*
- *In dem Augenblick, wo der Nahezu-Zusammenbruch erfolgt, mit dem Gefühl, daß es keine Hilfe geben wird, soll der Übende wieder aufstehen und die Stellung einnehmen, die er einnehmen mußte, um zu überleben; als ob er einen Elternteil ansähe mit dem Gefühl: «Die Hilflosigkeit, die ich fühle, kann ich dich nicht sehen lassen. Wie verzweifelt ich bin und wie schlecht es mir geht, darfst du nicht sehen.» Die typische Haltung der Gefühlspanzerung wird eingenommen.*
- *Ist diese Haltung gefunden, soll intuitiv erspürt werden, was der Elternteil brauchte, als das Kind klein war.*
- *Was mußte das Kind tun, damit es überlebte?*
- *Die Last der Verantwortung wird wieder gespürt, indem der Übende vornübergebeugt auf einem Bein steht und versucht, dem bedürftigen Elternteil das zu geben, was er braucht. Zum Beispiel: «Ich habe immer alles getan, was du verlangt hast. Ich wollte nie böse sein» etc. Es geht darum, zu spüren,*

daß er versuchte, dem Elternteil eine gute Mutter oder ein guter Vater zu sein, mit dem einen Ziel: wenn es dem Elternteil besser geht, selbst eine Mutter/einen Vater zu haben, die/der etwas geben kann.

- *Bald wird der Übende wütend und spürt den Schmerz darüber, daß alle seine Anstrengungen vergeblich sind, und der Preis, den er zahlen muß, viel zu hoch ist.*
- *Er soll nun sagen: «Ich gebe auf, der Preis ist zu hoch!» Wenn er aufgeben kann, soll er seinem Körper nachgeben, zusammenbrechen und auf den Boden sinken. Die anderen Gruppenmitglieder bilden einen Kreis um ihn.*
- *Tiefe Trauer und Verzweiflung brechen aus ihm heraus. Die meisten Übenden verbergen den Kopf unter den Armen, denn sie schämen sich, versagt zu haben.*
- *Der Therapeut respektiert vor allem diese Schamgefühle und fragt vorsichtig, ob es dem Übenden möglich ist, Blickkontakt mit den anderen Gruppenmitgliedern aufzunehmen. Wenn dies möglich ist, kann der Übende erspüren, ob es ein Gruppenmitglied gibt, das seinen Schmerz wirklich versteht, und ob er die betreffende Person bitten will, seine Hand zu nehmen.*

Das schwierigste an der Übung ist, Hilfe anzunehmen; denn dies fühlt sich für einen Menschen mit Eisenofen-Syndrom wie Versagen an. Er spürt Verzweiflung, Leere und Verlust. Indem er eine Hand nimmt, gibt er seine Eisenofen-Panzerung auf und damit alle Besonderheiten seiner Person. Energie beginnt wieder, durch seinen Körper zu fließen. Selbstachtung wird nicht mehr mit der Panzerung seiner Person, sondern mit der im Herzen empfundenen Liebe hergestellt. Er darf sein, wie er ist – braucht nichts mehr zu leisten, um geliebt zu werden. Diese Zuneigung wird körperlich erfahren und führt zur Integration der weichen, liebevollen Persönlichkeitsanteile.

Der Kernsatz, den der Mensch im Eisenofen als neues Lebensmotto erkennen muß, lautet: *Du brauchst nichts zu tun, um ge-*

liebt zu werden! Wo wird ein Mensch, der dieses neue Lebensmotto gewinnen will, nicht nach seiner Leistung, nicht nach seinem Status, nicht nach der verfügbaren Geldmenge, nach Auszeichnungen oder sonstigen Leistungen bewertet? Wo spielt es keine entscheidende Rolle, ob er gerade «in», «trendy», «hip»,«taff» oder sonstwie ist? Wo ist er willkommen, so wie er ist? Einen solchen Ort findet er am ehesten in einer gut funktionierenden therapeutischen Gemeinschaft oder einer Selbsthilfegruppe. Hier wird ein Mensch nur wegen seiner Gegenwart, seiner Existenz angenommen und erfährt Zuneigung förmlich umsonst – so wie auch ein kleines Kind geliebt wird, nicht weil es zu besonderen Leistungen in der Lage wäre, sondern weil es eine Freude ist, daß es da ist. Wenn es gelingt, die geschenkte Zuneigung zu integrieren, sie nicht wieder zurückweisen zu müssen, beginnt neues Leben.

Das, was der Eisenofen-Mensch zu lernen hat, ist Liebe. Doch was ist darunter zu verstehen? Daß es nicht um Abhängigkeit im negativen Sinne gehen kann, ist deutlich geworden. Liebe ist ein *Kind der Freiheit* und setzt reife Menschen voraus, die sich nicht gegenseitig mißbrauchen müssen. Die abhängige Liebe sagt: «Ich liebe dich, weil ich dich brauche», die reife Liebe sagt: «Ich brauche dich, weil ich dich liebe.»

Die Elemente für die reife Liebe sind nach dem Psychoanalytiker Erich Fromm: *Fürsorge, Verantwortung, Respekt* und *Wissen.* Das Vorbild für *Fürsorge* ist die Mutterliebe. Auch die reife Liebe besteht aus Elementen der Fürsorglichkeit für andere Menschen und für sich selbst. Nach dem biblischen Grundsatz: *Du sollst deinen Nächsten lieben wie dich selbst,* ist es nicht anders möglich, als daß alle inneren Haltungen, Einstellungen und vor allem gelebte Zuneigung im Einklang sein müssen; das heißt: Selbstliebe muß Nächstenliebe und Nächstenliebe muß Selbstliebe sein.

Menschen befinden sich meist nicht in Harmonie mit diesem Ideal. Entweder sie vergessen sich, oder sie vergessen den anderen. Insgesamt gilt jedoch der Grundsatz, daß nur ein Mensch, der zur wirklichen Selbstliebe gefunden hat, auch zur wirklichen Nächstenliebe fähig ist. Fürsorge fängt für den Eisenofen-Menschen demnach mit Fürsorge für sich selbst an. Allerdings nach anderen Grundsätzen als bisher! Gemeint ist Fürsorge, die Persönlichkeitsentwicklung fördert und auf unrealistische Lösungen verzichtet, die auf Dauer Nachteile bringen.

Eng verbunden mit Fürsorge für sich ist auch die *Verantwortung*. Nur ein Mensch, der Verantwortung für sein Leben übernommen hat, ist zu Selbstliebe fähig. Dazu gehört, daß er sein persönliches Drama verstehen lernte. Zumindest muß er eine Ahnung davon bekommen, daß sein Leid schon früh begann und daß er selbst nicht anders zu werden vermochte, als er geworden ist. Er wurde in den Eisenofen gesperrt oder mußte hineinfliehen, und alle Versuche zu entkommen waren bis dahin vergeblich. Verantwortung für sein Leben zu übernehmen kann nur gelingen, wenn ein Mensch aufzuhören vermag, die Schuld für sein Elend bei anderen zu suchen. «Wach werden» bedeutet, wie im Märchen beschrieben, den bewußten Verzicht auf Betäubung. Die Verantwortung, die jemand für sich selbst übernommen hat, macht ihn auch reif dafür, Verantwortung für einen geliebten Menschen zu übernehmen.

Dabei ist *Respekt* ein weiteres wichtiges Element, denn ohne Respekt vor der Eigenständigkeit des Gegenübers wird Verantwortung leicht zur Vereinnahmung. Gemeint ist Respekt vor der Individualität und Freiheit des anderen, indem man ihn so sieht, wie er ist, und nicht so, wie man ihn haben will.

Wissen bedeutet, den anderen immer besser kennenzulernen und zu verstehen. Die Liebe erschließt das Geheimnis eines anderen Menschen. Beziehung bleibt spannend, denn niemals kann ein Mensch sich selbst oder einen anderen völlig verstehen.

Die Reise des Lebens, wie sie sich im Märchen spiegelt, bringt immer neue Erkenntnisse und fördert immer neue Aspekte an den Tag. Da es nie Vollkommenheit gibt, bleibt der Weg das Ziel.

Die Reise zurück ins eigene Königreich

«... und der falschen Braut nahmen sie die Kleider weg, daß sie nicht aufstehen konnte.»

Warum müssen sie jetzt noch Angst vor der falschen Braut haben? Wieso soll sie nicht mehr aufstehen dürfen? Hat sie keine anderen Kleider als die, die sie der wahren Königstocher genommen hat? Diese Fragen stellen sich nur, wenn nicht bedacht wird, daß Märchen in einer Bildersprache verfaßt sind. Die falsche Braut wurde als das falsche Selbst des Königssohns identifiziert: die Charaktermaske, die er tragen mußte als Folge des Eingesperrtwerdens in den Eisenofen. Wenn sie jetzt nicht mehr aufstehen kann, so ist dies in der Weise zu verstehen, daß das falsche Selbst keinen Einfluß mehr auszuüben vermag. Im Märchen haben Lösungen nicht selten einen magischen, rituellen Charakter, beschreiben aber die wesentlichen Schritte präzise. Was hier kurz und radikal geschieht, dauert in der Realität viel länger und ist nicht selten auch beschwerlich.

Sicher ist in der Vereinigung zwischen Königssohn und Königstochter die entscheidende Szene zu erkennen. Daß der falschen Braut die Kleider genommen werden, ist jedoch von nicht minder großer Bedeutung. Die Suchwanderung ist mit der erneuten Vereinigung noch nicht zu Ende. Das falsche Selbst gilt es endgültig und unwiderruflich zu überwinden. Wenn es der falschen Braut gelingen könnte, wieder aufzustehen, wäre das Ich des Königssohns wiederum in Gefahr. Daher schlägt das Märchen eine radikale Lösung vor. Oft ist es so, daß es einfacher ist, auf bestimmte schädliche Verhaltensweisen absolut zu verzichten, als sie sporadisch wieder einzusetzen, zum Beispiel, wenn sie unmittelbare Vorteile versprechen. Gemeint ist, daß Halbheiten oft nicht zum Ziel führen. Ein Alkoholkranker kann seine Krankheit nur zum Stillstand bringen, indem er vollkommen auf Alkohol verzichtet, auch nicht die geringsten Mengen mehr konsumiert.

Die Basis dafür, daß dies jetzt gelingen kann, daß auf das falsche Selbst verzichtet werden kann, wurde in der Vorbereitung bereits geschaffen: So galt es, die Itschen, die für die abgelehnten krötenhaften Seiten stehen, zu integrieren. Die Bewältigung des Glasberges mit Hilfe der Nadeln ist ein Bild für die Auseinandersetzung und Überwindung der starren Fassade; die schneidenden Schwerter, die mit Hilfe des Pfluges zu friedlichen konstruktiven Werkzeugen werden, sind Bilder für den Umgang mit aggressiver Abwehr; die Fahrt über den See ist als Sichöffnen für das eigene Drama zu verstehen, und schließlich ist die Erfahrung echter Selbstliebe in Form der Vereinigung männlicher und weiblicher Elemente die Voraussetzung für eine weitere positive Entwicklung. Diese Schritte waren Voraussetzungen, damit die falsche Braut «nicht mehr aufstehen kann». Das, was der Königssohn gewonnen hat, die Prinzessin, ist als etwas sehr Wertvolles zu erkennen, und es ist sicher, daß er es nicht wieder hergeben möchte. Zu mühevoll war der Weg und zu kostbar das Gewonnene.

Die Trennung von der falschen Braut ist ein Bild für die Überwindung der ursprünglichen Verhexung. Der Königssohn ist befreit vom Fluch, der sein bisheriges Leben so schmerzhaft einschränkte. Er hat zu seiner wahren Identität und seiner Liebesfähigkeit gefunden. Die Mutter, die ihn nicht so lieben und annehmen konnte, wie er war, hat ihren prägenden Einfluß verloren. Jetzt darf er sein, wie er ist. Er kann auf künstliches Groß-sein-Wollen, auf künstlichen Perfektionismus und künstliche Einzigartigkeit verzichten. Es ist ihm gelungen, für sich und seine wahren Bedürfnisse sensibel zu werden. Er muß andere nicht mehr übervorteilen oder manipulieren. Er setzt seine Lebensreise auf eine neue Weise fort. Wie er dies tut, beschreibt das Märchen in der ihm eigenen Weise.

Übersetzen wir die Bilder der Märchen, ist jeder Mensch ein

verwunschener Königssohn beziehungsweise eine verwunschene Königstochter. Wert und Würde eines Individuums lassen sich bildlich kaum schöner darstellen. Hinter allen Einschränkungen, Verletzungen, Erniedrigungen und Mißachtungen ist jede Seele einmalig. Der eigentliche Sinn des Lebens ist Selbstfindung und Entwicklung von Liebesfähigkeit. Tragisch ist, daß viele Menschen nie wirklichen Zugang zu ihrer Königswürde finden. Sie leben nach alten Prägungen und Einschänkungen und betrachten ihr Leben nicht als Herausforderung und Aufgabe, «die inneren Fesseln zu sprengen».

Die Reise geht noch weiter; denn nachdem sie der falschen Braut die Kleider genommen haben, muß der Weg über den See, über die drei schneidenden Schwerter und über den Glasberg noch einmal, diesmal gemeinsam unternommen werden. In der Realität ist alles Leben im Fluß, und es wird keinen Stillstand geben dürfen in bezug auf Entwicklung der Persönlichkeit und der Arbeit daran. Auch wenn der Königssohn aus seinem inneren Gefängnis erlöst wurde, hält das Leben immer noch gleiche oder ähnliche Prüfungen und Herausforderungen bereit. Nur, so darf vermutet werden, ist jetzt alles viel leichter und angenehmer. Die Welt hat sich nicht verändert, aber der Mensch ist ein anderer geworden. So wird er auch besser mit den Anforderungen fertig. Er hat zu seiner Mitte gefunden und erlebt sich selbst als wertvolles Mitglied der Gemeinschaft.

Die Reise über den See *oder* Die spirituelle Geburt

Die Reise zurück ist als das zu sehen, was gelungenes Leben bedeutet. Die persönliche Weiterentwicklung verläuft spiralförmig. Zur Tragik menschlichen Daseins gehört, daß möglicherweise Entwicklung nicht gelingt, sondern nur Wiederholung der selbstschädigenden falschen Lösungsversuche stattfindet. Dann kommt ein Mensch wieder da an, wo er sich bereits als gescheitert erlebte. Für Suchtkranke ist dies oft eine extrem schmerzhafte Erfahrung, wenn sie erkennen müssen, daß es nicht reicht, zu versuchen, das Suchtmittel aufzugeben. Rückfälle sind immer Hinweise auf die nicht gelungene Weiterentwicklung der Persönlichkeit.

Die Reise zurück über den See, die Königssohn und Königstochter jetzt gemeinsam unternehmen, hat bereits eine neue Qualität. Die erste Reise haben wir als Erinnerungsarbeit verstanden, als den Versuch, das persönliche Drama zu erkennen. Jetzt, nachdem es dem Eisenofen-Menschen gelungen ist, zu einer reifen Persönlichkeit heranzuwachsen, findet er zu tieferen Schichten des Unbewußten Zugang.

Besonders Menschen mit emotionalen Problemen versuchen über die Hinwendung zu esoterischen Praktiken Erlösung zu erlangen. In den Bildern des Märchens wollen sie gleich über den zweiten See fahren, ohne alle vorher notwendigen Schritte getan zu haben. Ken Wilber, einer der bedeutendsten Vertreter transpersonaler Psychotherapie in den USA, bemerkt dazu: «Aus einem Neurotiker, der meditiert, wird bestenfalls ein erleuchteter Neurotiker.» Das ist ein drastischer Hinweis darauf, daß die erste Arbeit darin besteht, die Wunden der Kindheit zu bearbeiten. Danach ist es jedoch durchaus ratsam, der Autorität des Märchens zu folgen, das behauptet, daß Heilung nur möglich ist, wenn ein Mensch «über den See fährt» und damit Zugang findet zu seiner «zweifachen Natur», wie Graf Dürkheim dies ausdrückt, also auch zu seiner spirituellen Natur. Die vorangegangene Schilderung des Menschen mit Eisenofen-Syndrom hat die Überbetonung von materiellen Werten und Äußerlichkeiten, etwa körperlicher Schönheit und Reichtum, deutlich gemacht wie auch die Verkümmerung der spirituellen Seite, die es in jedem Menschen gibt, ob sie akzeptiert und gelebt wird oder nicht.

Das Problem des ausschließlich am Äußeren orientierten Eisenofen-Menschen ist *der Verlust des Gefühls von Einheit.* Das mythologische Bild von der Vertreibung aus dem Paradies beschreibt die Trennung des Menschen von der Natur. Er ist zwar auch Bestandteil der Natur, erlebt sich aber getrennt von ihr. Bis dahin war die Harmonie dadurch hergestellt, daß das Leben instinkthaft und traumnah verlief. Ein Zurück in diesen Zustand ist unmöglich, und daher bleibt nur die andere Lösung: das Leben mit Angst; denn das Gefühl der Trennung erzeugt Angst und Unbehagen. Aber wie soll dieses Leben aussehen, wie lebt ein Mensch mit dieser Angst?

Zunächst fühlt sich ein Säugling eins mit der Mutter, und er lernt erst allmählich, Getrenntsein zu ertragen. Wie wir bereits sehen konnten, ist dies ein schwieriger Prozeß, der nicht immer störungsfrei verläuft. Das Sich-geborgen-Wissen in einer sozialen Gruppe kann Angst mildern, aber nie vollkommen auflösen. Zeitweise verschafft die Vereinigung mit einem anderen Menschen im Geschlechtsverkehr das Gefühl der Auflösung des Getrenntseins. Geschlechtsverkehr heißt im Französischen *la petite mort,* der kleine Tod. Menschen suchen immer wieder diese Vereinigung, um dem Gefühl des Getrenntseins zu entrinnen. Nicht selten bekommt sexuelle Aktivität daher süchtigen Charakter. Doch Sex ohne Liebe verursacht Gefühle von Leere und Einsamkeit. Auch die typischen Massenbetäubungsmittel wie Alkohol, Fernsehen, Arbeiten im Übermaß, hektische Aktivitäten etc. dienen letztlich dem Verdrängen und Vergessen der ängstigenden Tatsache der eigenen Sterblichkeit und des Gefühls des Getrenntseins.

Der Mensch im Eisenofen fühlt sich extrem getrennt von anderen Menschen sowie von der Welt und hat wenig Zugang zu seiner spirituellen Seite. Wenn er Mitglied einer Religionsgemeinschaft ist, wird er an der Hierarchie interessiert sein und sich nach Kräften bemühen, Karriere zu machen. Ihm wird es auch hier um Macht und Einfluß gehen und weniger um mystische, spirituelle Erfahrung. Der Theologe und Psychoanalytiker Eugen Drewermann wird nicht müde zu betonen, daß es nichts Schlimmeres geben kann, als Gott zu veräußerlichen, ihn zu einer Worthülse verkommen zu lassen. Es entspricht förmlich der Eisenofen-Problematik, wenn lebendige Erfahrungen in feste Regeln, Gesetze und Vorschriften gepreßt werden.

Viele Menschen haben während ihrer Erziehung eine «Gottesvergiftung» erfahren. Gott wurde nicht als ein liebevolles Gegenüber vermittelt. Das *Gottesbild*, damit ist das Bild von Gott gemeint, das ein Mensch in sich trägt, ist nicht unterstützend, wohlmeinend und heilend, sondern ängstigend, rachsüchtig und vernichtend. Vielfach wird und wurde mit dem *lieben Gott,* der alles sieht und alles weiß, gedroht. Schuldgefühle wurden erzeugt und damit der Eisenofen in seiner ganzen Dramatik noch verstärkt. Es macht betroffen, wenn Menschen sich auf dem Hintergrund einer fehlgeleiteten Erziehung – und damit gestörter Beziehungen zu den wesentlichen Personen – hinter Klostermauern zurückziehen und so versuchen, ihre Eisenofen-Existenz zu kultivieren. Trotz allerbester Absichten zerstören in der Folge Haß, Neid und Eifersucht die Liebe in der Gemeinschaft. Regeln, Vorsätze oder Gelübde sind keine Alternative oder Lösung. Sie decken nur zu, was unter der Oberfläche weitergärt.[18] – Selbstverständlich leiden viele Priester und Ordensmitglieder nicht an der Eisenofen-Problematik.

Die Voraussetzung dafür, daß ein Mensch ein positives Gottesbild in sich tragen kann, ist darin begründet, daß er ein gutes Bild von seinen Eltern hatte und hat. Dies ist bei den meisten

Eisenofen-Menschen nicht der Fall; sie haben kein positives Bild von ihren Eltern. Daher fällt es ihnen besonders schwer, überhaupt an etwas Positives zu glauben.

Zu allen Zeiten haben Menschen dadurch, daß sie den Blick nach *innen* richteten, träumend und hellsichtig Kontakt hergestellt zu Bereichen ihrer Existenz, die nicht der Logik, nicht dem Verstand gehorchten, aber Antwort gaben auf ihre zentralen Fragen und Ängste. Die mythologischen Darstellungen, Erzählungen und Gesänge aller Völker werden nicht müde, die unsterbliche Existenz der Seele zu beschreiben.

Bisher war es dem Eisenofen-Menschen nicht möglich, sich für das Spirituelle oder Transpersonale zu öffnen. Dabei hat jeder Mensch ein tiefes spirituelles Bedürfnis, die Sehnsucht nach dem Gefühl des Einsseins. Dieses Bedürfnis wird verschüttet durch alle Formen der Ablenkung wie Fernsehen, Genuß, Karriere, Profitstreben, Kampf, Streit etc. Die *Transpersonale Psychotherapie* verfolgt das Ziel, Menschen zu ihrem wahren Selbst zu führen. Der Therapeut ist dabei nur Begleiter. Zu warnen ist vor selbsternannten Gurus und geistigen Führern, die entweder an materieller oder sonstiger Ausbeutung interessiert sind.

In der Transpersonalen Psychologie werden in erster Linie Meditationspraktiken erlernt. Aber auch Formen der Atem- und Körpertherapie führen zu transpersonalen Erfahrungen. In dem Maße, wie es gelingt, sich von alten Zwängen und Energieblockaden zu befreien, wird es möglich, das Selbst zu erkennen. Mit zunehmendem Selbst-Bewußtsein wird darauf verzichtet, es *außen* finden zu wollen. Der Weg zum wahren Selbst führt nach innen, da es nur hier zu finden ist. Das Ziel ist die Vereinigung mit dem Ursprung allen Seins.

Jeder Mensch trägt ein individuelles Licht in sich, das ihn leitet, wenn er sich auf den Weg über den See macht. Dieser Prozeß kann immer nur sehr unzureichend beschrieben werden, da er erfahren werden muß. Die Empfehlung lautet daher, selbst Meditation zu praktizieren. Während der Mensch auf dem Pfad voranschreitet, verändert sich sein Wesen. Das Leben wird zunehmend von einer umfassenderen, höheren Warte aus betrachtet.

Laut Ken Wilber läßt sich mit Hilfe von Meditationspraktiken, welche starre und sich wiederholende Denkmuster aufbrechen, die transpersonale Ebene betreten. Es wird möglich, Körper und Geist zu transzendieren und unglaublich erscheinende außerkörperliche und übersinnliche Erfahrungen zu machen. Die meditativen Erfahrungen können tief reichen, von hochreligiöser Intuition zu Lichtvisionen und Begegnungen mit inneren Führern und Engelwesen. Nach Wilber sind dies hochstehende archetypische Formen unseres eigenen Wesens.[19]

Das Leben wird zur Seelenreise, auf der sich ein Mensch von seiner Geburt bis zu seinem Tod befindet. Wer Zugang zu seinem individuellen transpersonalen Prozeß gefunden hat, wird sich auch mit der Frage nach dem Sinn seines Lebens beschäftigen. Dabei wird, wie Erich Fromm sagt, *Sein* zunehmend wichtiger als *Haben*.

Die existentielle Angst, die Angst vor Einsamkeit und vor dem eigenen Tod, kann nur durch Liebe beruhigt werden. Spiritualität mit ihrer Erfahrung innerer Liebe kann die Eisenofen-Problematik auflösen helfen.

Die schneidenden Schwerter werden erneut überwunden

Nachdem sich der Königssohn mit der Königstochter vereinte, hat die Fahrt mit dem Pflugrad über die schneidenden Schwerter einen anderen Charakter. Der Eisenofen-Mensch hat erkannt, daß die Erde kein Kampfplatz ist, sondern ein Ort des Austauschs mit anderen. Dies will in der Realität erfahren und gelernt werden. Es gilt, den Kampf aufzugeben, um zu spüren, wie erleichternd es ist, die Last abzulegen und im Hier und Jetzt zu leben, statt ständig in eine imaginäre und vermeintlich bessere Zukunft vorauszueilen. So wie die eigene Unzulänglichkeit angenommen wurde, kann auch die Unzulänglichkeit anderer akzeptiert werden. Fehler darf er sich nun erlauben und sich dennoch gut und sicher fühlen. Zur Selbstliebe gefunden zu haben heißt, sich dem göttlichen Ausdruck des Universums hingeben zu können, dem Leben, wie es sich auf der Erde zu jeder Zeit entfaltet. Die Freude am Menschsein, an seiner Unzulänglichkeit läßt ihn Sicherheit in sich selbst finden. Er erkennt das Göttliche in sich und in anderen.

Die Reise zurück über den Glasberg

Der erlöste Eisenofen-Mensch nähert sich seiner eigentlichen Gestalt, so wie er ohne die Verhexung schon immer hätte sein können. Dabei gilt es, auch den Glasberg erneut zu überwinden und immer von neuem zu verstehen, daß die harte, kalte Fassade nur eine Maske ist, unter der sich ein extremes Gefühl der Bedrohung verbirgt. In dem Maß, wie es dem Eisenofen-Menschen gelungen ist, Sicherheit in sich selbst zu finden, seine Verletzlichkeit zu erkennen und Abwehr abzubauen und aufzugeben, wird es ihm gelingen, diese Glasberge zu überwinden.

Das Leben bleibt ständige Herausforderung, und Verhaltensrückfälle sind besonders in schwierigen und stressigen Situationen zu erwarten. Der Eisenofen-Mensch wird seine tiefen Selbstzweifel erneut spüren und Gefahr laufen, die alten, starren Masken hervorzuholen, die so lange eine scheinbare Sicherheit vermittelten. Immer noch ist die Angst vor Kränkungen, Demütigungen und besonders davor, verlassen zu werden, groß. Nachdem er jedoch erfahren durfte, wie wohltuend es ist, zu den eigenen Schwächen und Verletzungen zu stehen, daß Hilfe in Form menschlicher Nähe, die er jetzt zulassen kann, nicht ärmer, sondern reicher macht, können die weichen Seiten zunehmend als wertvolle Bestandteile der Persönlichkeit integriert werden. Hilfreich ist die Arbeit in Selbsterfahrungs-, Selbsthilfe- und Therapiegruppen. Die Begegnung mit anderen

Menschen, die die gleichen Erfahrungen teilen und den gleichen Weg gegangen sind, ist für lange Zeit eine wichtige Aufgabe, denn ohne Orientierung an einer stabilen, «gesunden» Gruppe lassen sich die alten Muster nicht auflösen. In vielen Fällen ist auch längere Psychotherapie erforderlich, die es ermöglicht, den schmerzlichen Weg in die frühe Kindheit in einem geschützten Rahmen zu gehen.

Die Nadeln der Itschen sind wieder die Werkzeuge, die zur Überwindung des Glasberges notwendig sind. Diesmal hat die Überwindung anderen Charakter. Sie ist viel stärker mit dem Gefühl verbunden, nun endgültig die Kontrolle über andere aufgeben zu können, die bisher die einzige Möglichkeit war, sich sicher zu fühlen. Die Nadeln haben ihren Schrecken verloren, im Gegenteil, die Konfrontation mit den eigenen Unzulänglichkeiten wird gesucht, und die Überwindung des Glasberges, also das Abbauen der harten Charakterpanzerung, ist ein wirkliches Bedürfnis geworden. Der transformierte Eisenofen-Mensch kann jetzt seine Gefühle frei zum Ausdruck bringen. Er kann Ärger und Wut zeigen, ebenso wie Schmerz und Trauer. Er hat gelernt, zu seiner Angst zu stehen und sie nicht mehr als Schwäche abwehren und verdrängen zu müssen. Seine Augen sind *offen* geworden, da es nichts mehr zu verbergen gibt, das *falsche Selbst* wurde überwunden. Er strahlt zunehmend Ruhe und Gelassenheit aus, und er kann Freude spüren, über sich selbst und die gesamte Schöpfung.

Das Schloß und die Königskinder

Das Schloß, in das sich die Hütte im Wald der Itschen verwandelt hat, ist ein neues und letztes Bild für den Menschen im Eisenofen. Es ist sozusagen das Bild für den vollständig erlösten Königssohn. Man könnte einwenden, daß es so etwas Perfektes in der Realität nicht gibt und das Märchen zur Übertreibung neigt. Vergessen wird dabei, daß diese idealen Bilder zur Orientierung für die Seele wichtig sind. Sie weisen den Weg, wohin die Reise gehen soll. Starke innere Bilder tragen die Tendenz in sich, Realität zu werden. Destruktive Bilder, die bisher das Leben beherrschten, führten folgerichtig zu entsprechenden Ergebnissen. Menschen tun gut daran, innezuhalten und sich ihrer eigenen Königswürde bewußt zu werden. Dann hat die Auseinandersetzung mit den eigenen Schattenseiten ihren Schrecken verloren. Wirkliche Selbstachtung läßt sich nur aufbauen, wenn eine Verbindung mit dem inneren, unverletzten Kern ermöglicht wurde. Der Königssohn war von Anfang an da – nur: er war eingesperrt im Eisenofen. Das Märchen weist bildhaft auf diese Tatsache hin, und es ist notwendig, diesem Bild zu vertrauen. Menschen, die sich so erleben wie der Königssohn im Eisenofen, können zunächst nichts von ihrer Königswürde spüren. Sie fühlen in ihrem Innern nur Neid, Wut, Leere und Sinnlosigkeit.

Aus den Itschen sind lauter Königskinder geworden, Elemente des neugefundenen Ichs. Das, was zuvor als krötenhaft, eklig, unwürdig und verachtenswert erschien, verwandelt sich in Schönheit und Wert. In der Psychotherapie sind es immer die ungeliebten Seiten (die Itschen), die zur Auseinandersetzung mit der eigenen Persönlichkeit herangezogen werden. Sie führen zu den Defiziten und sind damit *Wegweiser* für Veränderung.

Diese abgelehnte, krötenhafte Seite war es in erster Linie, die Distanz schaffte und die Abwehr gegen andere Menschen provozierte. Die tiefe Überzeugung, nicht zu genügen, hatte die starken Neidgefühle zur Folge. Der Eisenofen-Mensch war immer neidisch auf die, die erfolgreicher waren, denen vermeintlich oder tatsächlich mehr Liebe geschenkt wurde als ihm. Die uneingeschränkte Liebe der Mutter nicht erfahren zu haben hatte zur Folge, daß der Mensch im Eisenofen nicht zur Selbstliebe fand. Die tiefe Überzeugung, letztlich nicht zu genügen, nicht wirklich liebenswürdig zu sein, wurde als Folge fehlender Mutterliebe erkannt. Um dem Schmerz von mangelnder Liebe und kränkender Abwertung zu entgehen, hatte er sich in den Eisenofen geflüchtet. Er mußte sich hart machen und versuchen, das eigene Wertgefühl selbst herzustellen, also das, was er so gern von der Mutter erhalten hätte. Dabei war er einem entscheidenden Irrtum verfallen: Liebe läßt sich nicht erarbeiten; auch nicht mit den besten Erfolgen und gewaltigsten Leistungen. Liebe ist immer ein Geschenk und wird immer umsonst verteilt. Liebe, die etwas kostet, ist keine Liebe. Menschen im Eisenofen können mit geschenkter Liebe jedoch nichts anfangen; sie glauben nicht an die Liebe und werden zynisch und ironisch. So wie die Itschen die ungeliebten Seiten symbolisieren, sind die Königskinder Sinnbilder der Liebe.

Der Wandel im Menschen mit dem Eisenofen-Syndrom hat dazu geführt, daß er Zuneigung nicht mehr abwehren muß. Nur einem Menschen, der sich selbst lieben kann, ist es möglich, Liebe als Geschenk anzunehmen; er kann glauben, daß er selbst gemeint ist. Solange er von der eigenen Liebenswürdigkeit nicht überzeugt ist, kann er nicht annehmen, daß die Zuneigung wirklich ihm gilt. Er wird sie nicht annehmen und integrieren können. Viele Menschen erliegen diesem Dilemma. Sie strengen sich immer wieder an, opfern vieles und erarbeiten Wertschätzung, Lob und Anerkennung, ohne aber, quasi als Belohnung, das Gefühl zu bekommen, gemocht und geliebt zu werden. Ihre tiefen Selbstzweifel hindern sie daran, das Geschenk der Zuneigung anzunehmen. Dem Königssohn ist es gelungen, den Teufelskreis aus Neid und Eifersucht zu durchbrechen.

Bedeutsam erscheint auch, daß es nicht ein Königskind gibt, sondern viele. Liebe soll sich nie nur auf einen Menschen konzentrieren. Ein Mensch, der nur in der Lage ist, einen einzigen Menschen zu lieben, hat noch nicht zur wirklichen Liebesfähigkeit gefunden. Ihm bleibt nur der egoistische Besitzanspruch.

Zwei Königreiche *oder* Das wahre Selbst

Jetzt haben sie *zwei Königreiche*, behauptet das Märchen. Auch dieses Bild enthält eine entscheidende Aussage und weist auf die gewonnene Unabhängigkeit hin. «Zwei Königreiche» bedeuten, daß jetzt zwei autonome Menschen in einer Beziehung zueinander stehen können. Beziehungsfähigkeit setzt voraus, daß ein Mensch zu sich selbst, das heißt zu seiner wahren Identität und Selbstliebe, gefunden hat. Jetzt muß er den Partner nicht mehr besitzen wollen. Seine Mitte hat er in sich selbst gefunden, und damit hört sein *Angewiesensein auf andere* auf. Der Partner muß nicht mehr die emotionalen Lücken füllen, die sich aus dem erlebten Mangel während der Kindheit ergaben. Das Leben bleibt auch jetzt eine ständige Herausforderung, und es ist nicht immer leicht, auf dem Weg in das eigene Königreich zu bleiben.

Nachfolgend der Versuch einer Beschreibung des erlösten Menschen mit Eisenofen-Syndrom. Es handelt sich um ein Idealbild, ein Ziel, das wohl nie ganz erreicht wird. Es vermag jedoch die notwendige Energie zu mobilisieren, um in dieser Richtung unterwegs zu bleiben. Die Veränderungen beziehen sich auf alle Lebensbereiche:

- Die grundsätzliche Haltung des erlösten Eisenofen-Menschen anderen gegenüber ist von mitfühlender Zuneigung bestimmt. Zuvor war er von ständiger Wut und Aggression geprägt, was nicht selten an seiner Umwelt abreagiert wurde. Jetzt vermeidet er es, andere zu verletzen; nicht, daß er sich nicht mehr gegen ungerechtfertigte Angriffe zu wehren weiß, jedoch bleibt er jetzt ruhig und sachlich.
- Er ist tolerant in bezug auf die Fehler anderer, und er betrachtet seine eigenen Unzulänglichkeiten mit Humor.

- Er bemüht sich um Ehrlichkeit, auch wenn ihm dies vermeintliche Nachteile bringt.
- Er verzichtet darauf, äußere Macht zu erwerben. Er möchte nicht über andere herrschen, sondern kooperieren.
- Er hat gelernt, sein Ego zurückzustellen, mit dem Ziel, Gleicher unter Gleichwertigen zu sein. Er weiß, daß Freiheit sich niemals auf Kosten anderer realisieren läßt. Er hat Spaß am Kontakt zu anderen und genießt die Gesellschaft mit Freunden.
- Sexualität ist für ihn eine Ausdrucksmöglichkeit der Liebe. Nicht der sexuelle Genuß ist das vorrangige Ziel. Er muß nicht mehr Liebe heucheln, um seine sexuellen Ziele zu erreichen. Sexualität ist nicht länger Versuch der Selbstbestätigung als Mann (oder als Frau), sondern der körperliche Ausdruck eines seelischen Prozesses, der Liebe.
- Er hat gelernt, im Hier und Jetzt zu leben. In einem Sinnspruch aus dem Sanskrit wird dies sehr schön ausgedrückt:

  Achte gut auf diesen Tag,
  Denn er ist das Leben –
  Das Leben allen Lebens.
  In seinem kurzen Ablauf
  Liegt alle Wirklichkeit und Wahrheit des Daseins,
  Die Wonne des Wachsens,
  Die Größe der Tat,
  Die Herrlichkeit der Kraft –

  Denn das Gestern ist nichts als ein Traum
  Und das Morgen nur eine Vision.
  Das Heute jedoch – recht gelebt –
  Macht jedes Gestern zu einem Traum voller Glück
  Und jedes Morgen zu einer Vision voller Hoffnung.

  Drum achte gut auf diesen Tag![20]

- Seine innere Zufriedenheit ist nicht mehr davon abhängig, ob sich politische oder gesellschaftliche Verhältnisse ändern oder ob ein Lottogewinn ihm materiellen Wohlstand beschert, sondern er genießt sein Dasein, indem er Gelassenheit sucht.

- Er ist offen für Neues und hat Interesse an den Dingen um ihn herum. Er engagiert sich für die gute Sache und ist nicht fixiert oder fanatisch.
- Arbeit ist für ihn kein Mittel mehr, um vor sich selbst zu flüchten. Er strebt nicht nach materiellem Überfluß oder sozialem Prestige. Er weiß, daß Reichtum und Viel-Geld-Haben völlig unterschiedliche Dinge sind. Wichtiger ist ihm, daß er sich mit seiner Arbeit identifizieren kann. Er ist unabhängig geworden, auch von Lob, da er selbst gelernt hat, seine Arbeit zu bewerten.
- Er ist kritisch mit sich, verzichtet aber auf jede Form der Selbstabwertung.
- Vor allem hat er Zugang gefunden zu seinen wahren Gefühlen. Er kann auch die Gefühle annehmen, die er zuvor verleugnen mußte. Dazu gehören vor allem Neid, Eifersucht, Schuld, Ohnmacht, Verzweiflung und Haß.

Es wird eine lebenslange Aufgabe bleiben, andere Menschen und sich selbst trotz aller Unzulänglichkeiten als gut wahrzunehmen. Den Sinn des Lebens erkennt der Eisenofen-Mensch nun darin, für eine gute Sache auf der Basis von Gleichwertigkeit mit anderen zu arbeiten.

Er ist vom Ritter mit der Eisenrüstung zum König geworden, weil er dem Göttlichen in allem vertraut.

Die Erlösung der Königstochter *oder* Der weibliche Narzißmus

Das zentrale Thema des Märchens ist die Erlösung des Königssohns aus dem Eisenofen. Aber auch die Prinzessin hat, wie bereits bei der Beschreibung der Beziehungsprobleme aufgezeigt, entscheidende Probleme. Auch ihr Verhalten ist Ausdruck einer narzißtischen Persönlichkeitsstörung. Sie ist in einer Partnerersatzrolle fixiert und muß eine Form von emotionalem Mißbrauch erleben.[21] Auch ihre Persönlichkeit kann sich nicht frei entfalten. Der Vater, der sie in viel zu starkem Maße an sich gebunden hat, kann sie nicht loslassen, da er sich selbst vor Einsamkeit fürchtet. So jammert er am Ende des Märchens auch so lange, bis sie ihn zu sich nehmen. Die Lösung aus der Abhängigkeit vom Vater ist somit die Lernaufgabe, die sich der Königstochter stellt. Daß dies keine leichte Aufgabe ist, wird deutlich, wenn die starken Bindungen verstanden werden, mit denen Eltern ihre (erwachsenen) Kinder in Abhängigkeit halten.

Mädchen und Jungen erfahren eine unterschiedliche Sozialisation. Typisch ist, daß Jungen weniger «weiche» Gefühle wie Trauer, Schmerz, Angst zeigen dürfen als Mädchen. Umgekehrt sollen diese weniger Wut, Haß oder Ärger zeigen. Auch das Märchen folgt diesem Rollenklischee. So ist es ein Königssohn, der um seine weichen Gefühle gebracht wird, und es ist die Prinzessin, die nicht die Eigenständigkeit entwickelt, die es ihr ermöglichen würde, sich frei und unabhängig zu fühlen. Es ist sozusagen die «weibliche Seite» der narzißtischen Persönlichkeitsstörung, die wir in der Person der Königstochter dargestellt finden.[22] Daß nicht nur Männer vom Eisenofen-Syndrom betroffen sind, ist in den Fallgeschichten bereits deutlich geworden. Desgleichen werden nicht nur Mädchen, sondern auch Jungen häufig als Partnerersatz mißbraucht.

Eltern, die ihr Kind festhalten, tun dies,

- weil sie Angst vor Funktionsverlust haben: Ich bin nichts mehr wert, wenn ich nicht Mutter oder Vater bin,
- oder weil sie Angst vor Einsamkeit haben,
- oder weil sie Angst vor Liebesverlust haben.

In der Psychotherapie ist es oft erforderlich, zunächst den Blick für diese Problematik zu öffnen. Der Mißbrauch geschieht verdeckt, und auch der Mißbrauchte realisiert nur selten, daß er ausgebeutet wird. Menschen, die Partnerersatz für ein Elternteil sein müssen, leiden mitunter stumm und sind noch niemals auf den Gedanken gekommen, daß das, was mit ihnen geschieht, ein Mißbrauch ihrer Person ist. Doch sie werden in ein ähnliches Gefängnis gesperrt wie der Königssohn im Eisenofen. Auch ihre wahren Gefühle wurden geraubt, um die selbstsüchtigen Bedürfnisse eines oder beider Elternteile zu befriedigen. Manchmal ist es eine ganze Familie, ein ganzer Clan, der sich auf Kosten eines Familienmitglieds, das in der Regel als sehr tüchtig erscheint, ausruht.

Das im Grunde schwache Selbstwertgefühl wird dadurch aufrechterhalten, daß für andere viel geleistet wird. Er/sie fühlt sich unentbehrlich, und das Selbstwertgefühl erfährt eine scheinbare Aufwertung. Immer dann, wenn er/sie nichts für andere oder für den abhängigen Elternteil tut, wird er/sie sich wertlos und schuldig fühlen. Auf diese Weise entwickeln viele Menschen eine regelrechte Opfer- oder Helferidentität. Ihnen fehlt es am notwendigen Durchsetzungsvermögen, und sie passen sich den Erwartungen anderer immer wieder an. Nicht selten findet man eine gespielte Bedürfnislosigkeit.

Wenn die Partnerschaft der Eltern nicht positiv verläuft, besteht die Gefahr, daß sich solch typische Beziehungsmuster in der Familie bilden. Fachleute gehen davon aus, daß ein Drittel aller Ehen geschieden wird; ein Drittel ist als gescheitert zu betrachten, ohne daß die Partner sich trennen; und ein Drittel verläuft glücklich. Es muß davon ausgegangen werden, daß in vielen gescheiterten Ehen Kinder die emotionale Lücke füllen sollen und müssen, die der Partner hinterläßt. Auch Alleinerziehende laufen Gefahr, ihr Bedürfnis nach Zuwendung und Liebe durch ihr Kind oder ihre Kinder befriedigen zu lassen. Oft ist es der Mangel an Beziehungsfähigkeit eines Elternteils, der zum Mißbrauch der Gefühle und zu Abhängigkeiten führt. Die offene oder versteckte Botschaft an das mißbrauchte Kind lautet so oder ähnlich: *Du mußt mich lieben, weil ich dein Vater, deine Mutter bin. Was habe ich alles für dich getan! Immer habe ich mich für dich geopfert. Mein ganzes Leben habe ich immer nur für dich gesorgt. Nur du bist mir wichtig!* Dadurch, daß ein Kind Ersatz für den fehlenden Partner wird, kommt es zu einer verhängnisvollen Entwicklung, die von den Beteiligten nicht vorhergesehen wird.

Es ist notwendig, zwischen elterlicher und partnerschaftlicher Liebe zu unterscheiden. Zwischen Eltern und Kind muß eine bestimmte Form der Distanz bestehen. Die Beziehung sollte immer den Charakter des Loslassens in die Eigenständigkeit in sich bergen. *In Liebe loslassen* könnte eine mögliche Beschreibung für diesen Vorgang sein. Idealerweise geschieht dies so, daß das Kind sich im richtigem Umfang von den Eltern *gehalten* fühlt, wo es sie noch benötigt, und im richtigen Umfang *gelassen* fühlt, auch, um in genügender Weise Versuch und Irrtum zu erleben. Eltern, die ihre Kinder aus eigener Bedürftigkeit heraus mißbrauchen müssen, haben große (manchmal unbewußte) Angst vor dem Verlust der Beziehung und versuchen mit allen möglichen Mitteln, die Selbständigkeit des Kindes zu untergraben.

Denke nicht!

Eine wichtige unterschwellige Botschaft lautet: *Denke nicht!* (Beim Königssohn hieß sie: *Fühle nicht!)* Die Angst vor der eigenen Meinung der erwachsen werdenden Kinder ist darin begründet, daß eigenständiges Denken auch zur Eigenständigkeit in der Lebensführung gerät. Schon früh werden daher Gedanken auf subtile Weise manipuliert. Alles, was die Beziehung fördert, wird verstärkt; alles, was die Beziehung gefährdet, wird hart bekämpft. Der unterschwellige Befehl «Denke nicht!» verhindert eine freie Entfaltung der eigenen Meinung und führt dazu, daß die Betroffenen als Erwachsene immer glauben, andere müssten für sie denken. Entscheidungen zu treffen fällt ihnen schwer, denn früh haben sie gelernt, daß sie dies weder können noch dürfen. So werden vermeintlich Stärkere (oder wieder die Nähe des Elternteils) gesucht, die dies für sie übernehmen. Sie fühlen sich nur sicher, wenn sie jemanden Passenden gefunden haben. Abhängige Beziehungen sind die Folge; denn die Abhängigkeit, die in der Beziehung zu den Eltern beziehungsweise zu einem Elternteil gelernt wurde, wird Bestandteil der Beziehung zum Partner. Unsicherheitsgefühle sind ständige Wegbegleiter und führen dazu, daß Betroffene sich nicht wirklich erwachsen fühlen.

Verbunden mit dem Befehl «Denke nicht!» ist eine scharfe Kontrolle der gesamten Person.

Kontrolle

Unter dem Deckmantel der Fürsorglichkeit erlebt das Kind in der Partnerersatzrolle meist massive Kontrolle, auch der Gedanken. In der viel zu engen Beziehung zum Elternteil müssen alle, auch die intimsten Geheimnisse, preisgegeben werden. Das Kind traut sich nicht, etwas zu verheimlichen, aus Angst, Vertrauen zu mißbrauchen. Eltern regieren bis in tiefste Schichten der Seele. Alle Probleme, Stimmungen, Meinungen, Beziehungen usw. werden bis ins kleinste besprochen mit dem Ziel: *Du mußt denken, wie ich denke, ich bin dein Vater/deine Mutter, ich weiß genau, was gut für dich ist; mein starkes Interesse an deiner Person ist ein Ausdruck meiner Zuneigung zu dir…* Die extreme Kontrolle der Eltern hat jedoch als eigentliches Ziel, die Abhängigkeit des Heranwachsenden zu verfestigen. Solange sie das Leben ihres Kindes kontrollieren, kann es nicht entkommen aus der elterlichen Zwangsherrschaft, die mit subtiler oder offener Gewalt ausgeübt wird. Auch Liebe kann erdrückend wirken, förmlich terroristisch sein. Bei genauer Untersuchung ist diese Liebe als unecht zu erkennen. Echte Liebe meint das Wohl und die Freiheit des anderen, falsche Liebe meint egoistische Ziele. Diese falsche Liebe führt zu innerer Konfusion im Kind. Menschen, die diese Form des emotionalen Mißbrauchs an sich selbst erleben mußten, haben nicht gelernt, ihrer Wahrnehmung zu trauen. Sind die eigenen Bedürfnisse berechtigt? Darf man sich gegen die Anklammerungsversuche zur Wehr setzen? Angst ist das dominante Gefühl bei emotional mißbrauchten Menschen. Ständig müssen sie sich selbst in Frage stellen: Entweder genügen sie den Erwartungen anderer, oder sie müssen mit Schuldgefühlen kämpfen. Nicht selten ist das Leben im goldenen Käfig zur Normalität geworden und anders überhaupt nicht vorstellbar.

Schuldgefühle

Die Erzeugung von Schuldgefühlen ist die stärkste Waffe zur Herstellung der Anpassung. Das geschieht auf unterschiedlichste Art und Weise.

Immer, wenn ich in Urlaub fahren wollte, wurde meine Mutter krank, meistens mußte ich sie ins Krankenhaus bringen,

so die Aussage einer Frau während der Therapie. Die systematische Verhinderung oder Zerstörung der Autonomieentwicklung geschieht über die Vermittlung von Schuldgefühlen. Diese verursachen in erster Linie eine Opferidentität, die typisch ist für emotional mißbrauchte Menschen. Schuldgefühle, die zu Unrecht vermittelt wurden, führen zu Anpassung, zur Schwächung des Durchsetzungsvermögens und zum Verlust des Selbstwertgefühls.

Schuldgefühle beziehen sich oft auch auf den Bereich der Sexualität. Hierdurch wird nachhaltig die sexuelle Erlebnisfähigkeit eingeschränkt. Diese Blockierungen sind nicht selten so stark, daß es kaum oder überhaupt nicht mehr zum Erleben sexueller Lust kommt oder diese mit starken Scham- und Schuldgefühlen verbunden ist.

Beziehungsspiele

Der *Zwang der Wiederholung* ist ein seelisches Gesetz. Was Menschen während ihrer Kindheit in der Beziehung mit den wichtigsten Bezugspersonen erlebten, pflegen sie zu reinszenieren – es wiederholt sich. Sie tragen die Tendenz in sich, Familienkonstellationen zum Beispiel auch am Arbeitsplatz herzustellen. Viel stärker wird jedoch in der Familie (oder Partnerschaft), die jemand selbst gründet, das alte Muster verwirklicht. Dies wird in therapeutischen Familienseminaren immer wieder offensichtlich. Werden die Beziehungsstörungen bearbeitet, finden wir typische Konstellationen. Im folgenden wird die Beziehung zwischen Frau und Herrn F. beschrieben, da sich hier die Eisenofen-Problematik und auch die Rolle der Königstochter wiederfinden:

Als Frau F. ihren Partner kennenlernte, gelang es ihr, sich mit seiner Hilfe von einem Alkoholiker zu trennen, mit dem sie mehrere Jahre zusammengelebt hatte. Sie war außerdem von der Selbstsicherheit und Souveränität fasziniert, die ihr neuer Partner ausstrahlte. Obwohl sie nach den extrem leidvollen Erfahrungen mit dem alkoholkranken Partner eigentlich zunächst keine festere Bindung eingehen wollte, ließ sie sich verführen und heiratete Herrn F.

Frau F. war sehr enttäuscht, daß die Gefühle, die ihr Partner ihr in starker Form entgegenbrachte, nach der Heirat rasch abkühlten. Sie fühlte sich in ihren großen Bedürfnissen nach Nähe häufig zurückgewiesen und verletzt. Es kam zu aggressiven Auseinandersetzungen und Eifersuchtsszenen.

Während Frau F. förmlich aufging in ihrem Partner, ihm jeden Wunsch von den Augen ablesen wollte, ständig um sein Wohlergehen besorgt war, zeigte sich Herr F. distanziert, kühl und kaum einfühlsam. Er wußte, was er wollte, und konnte seine Wünsche und Bedürfnisse klar formulieren. Er konnte seine Aggressionen auch offen zeigen und betonte seine Grandiosität. Demgegenüber litt Frau F. unter Minderwertigkeitsgefühlen, Depressionen und fühlte sich oft unzulänglich. Subtile Abwertungen durch den Partner verstärkten das Gefühl, nicht zu genügen. Was sie auch für ihn tat – und sie versuchte eine Menge zu tun –, war nicht richtig, zuwenig, zuviel oder zum falschen Zeitpunkt.

Frau F. lebte ihre Aggressionen in passiver Form aus. Zum Beispiel verweigerte sie Sexualität (weil sie Migräne hatte), war mitunter trotzig, beleidigt und wollte in solchen Fällen besänftigt werden.

Sie wollte an der Grandiosität und den Erfolgen ihres Partners teilhaben. Sie bewunderte ihn und fühlte sich nur in seiner Nähe wirklich sicher. Sie identifizierte sich mit seiner scheinbaren Überlegenheit, um ihr mangelhaftes Selbstwertgefühl auszugleichen.

Ein großer Teil ihrer Selbstsicherheit war davon abhängig, ob sie sich als attraktiv empfand. Bereits kleine von ihr empfundene Unzulänglichkeiten konnten starke Unsicherheit und Selbstabwertung zur Folge haben. Daher lebte sie häufig in der Angst, eine andere könnte die bessere, attraktivere Partnerin sein.

Während Herr F. seine Gefühle meist stark kontrollierte (bis auf gelegentliche Wutausbrüche), versank Frau F. mitunter in einen regelrechten Gefühlssumpf. Sie war dann depressiv verstimmt, antriebslos und voller Negativität.

In der Lebensgeschichte von Frau F. ist der emotionale Mißbrauch leicht zu erkennen: *Bereits mit dreizehn Jahren übertrugen die Eltern ihr die Verantwortung für die Familie. Besonders der Vater, der sich von seiner Frau zurückgewiesen fühlte, suchte ihre Nähe und Zuneigung. Obwohl sie sich nicht sonderlich zu ihm hingezogen fühlte, war sie aus Mitleid bemüht, seinen Erwartungen gerecht zu werden.*

Die Situation in der Beziehung zwischen den Partnern hatte sich vor der Therapie dramatisch zugespitzt. Mit traumwandlerischer Sicherheit war Frau F. wieder in die Beziehung mit einem Alkoholiker geraten. Was sie nicht wissen konnte, war, daß Herr F. zum Zeitpunkt des Kennenlernens abstinent lebender Alkoholiker war; denn dies hatte er verschwiegen. Als er sich nach der Heirat seiner Partnerin sicher fühlte, wurde er in Form tagelanger Trinkexzesse rückfällig. Frau F. war nicht in der Lage, die Beziehung zu beenden. Sie fühlte sich in hohem Maße verantwortlich und entwickelte ihrerseits psychosomatische Krankheiten (Magengeschwüre und Wirbelsäulenbeschwerden).

Was der Königstochter helfen kann

Wie am typischen Beispiel von Frau F. zu erkennen ist, wurden wichtige Entwicklungsschritte nicht vollzogen. Menschen, die sich mit der Königstochter identifizieren, haben vor allem nicht gelernt, ihre wirklichen Stärken zu entwickeln, weil sie befürchten, dann nicht mehr geliebt zu werden. Auch sie haben ihr *wahres Selbst* geopfert: ihr Ziel ist, zu gefallen, perfekt zu sein, und sie glauben, daß zum Beispiel Attraktivität oder die ideale Partnerin zu sein wichtiger sei, als authentisch und lebendig zu sein. Die Verbindung zu den eigenen Gefühlen geht verloren, die ständige Überforderung führt zu psychosomatischen Krankheiten oder psychischen Störungen wie Schlaf- oder Eßstörungen, Süchten, Migräne, chronischer Angst bis Panik, Sinnlosigkeits- und Leeregefühlen, Depressionen.

Wird der Zusammenhang erkannt, bekommen die Symptome eine neue Bedeutung. Sie fordern zur Veränderung auf! Ebenso, wie der Königssohn im Eisenofen vor einem Leben im inneren Gefängnis kapitulieren muß und endlich Hilfe sucht, ist auch die Königstochter allein nicht in der Lage, ihre Situation zu verändern. Auch sie muß förmlich an den Rand der Verzweiflung geraten, bis sie bereit ist, die alten, destruktiven Verhaltensmuster in Frage zu stellen.

Die zentrale Frage ist, welche wichtigen Fähigkeiten fehlen, denn die Opfer- und Helferrolle ist nur mit einer radikalen Veränderung von Einstellungen und dem Erwerb von neuen Qualitäten und Stärken möglich.

So wie die Mutter der Königstochter überhaupt keine Rolle spielt – sie wird nicht erwähnt –, fehlen Menschen, mit denen sich die Königstochter identifizieren kann, positive Vorbilder. Mütter haben die Aufgabe, ihren Töchtern vorzuleben, wie es möglich ist, eine unabhängige und eigenverantwortliche Persönlichkeit zu sein, die ihre Mitte in sich selbst gefunden hat. Damit ist gemeint, daß auch die Königstochter ihr falsches Selbst auflösen muß. Sie weiß nun, daß sie weder in Form übergroßer Anpassung, noch in dem Wahn leben muß, die eigene Existenzberechtigung ständig erarbeiten zu können und zu müssen. Wenn die eigene Mutter nicht in der Lage war, eine positive Identifikationsfigur zu sein, benötigt die Frau, deren Schicksal dem der Königstochter entspricht, ein anderes Modell. In Selbsthilfe- und Therapiegruppen findet sie Vorbilder. Diese Vorbildrolle kann auch eine Therapeutin oder ein Therapeut einnehmen.

Therapie hat die Aufgabe, Defizite aufzudecken, zum Beispiel blockierte Gefühlsbereiche zu erkennen. Bei der Königstochter wird es darum gehen, Wut und Ärger zu mobilisieren. Viel zu sehr hat sie sich den Erwartungen ihres Vaters untergeordnet. Ihr Lebensmotto lautet: *Nur wenn ich eine gute Tochter bin, habe ich eine Existenzberechtigung*. Typisch ist auch die innere Überzeugung: *Ich muß viel leisten, um geliebt zu werden.* Wenn die Opferidentität aufgelöst wird, ist es erforderlich, zu lernen, «nein» zu sagen und unberechtigte Forderungen zurückzuweisen. Dies ist zunächst mit dem Ertragen von Angst und Schuldgefühlen verbunden. Die bange Frage lautet dann: *Bin ich noch etwas wert, wenn ich den Erwartungen anderer nicht genüge? Tun sie mir was? Machen sie mir dann noch mehr angst? Angst vor unberechenbaren Intrigen – wird wieder was gegen mich ausgeheckt, was ich dann zu fühlen bekomme? Werde ich angegriffen?* – Dies ist die Hauptangst, weil man sich Angriffen nicht gewachsen fühlt. Nichts wert zu sein ist nicht nur negativ – wer nichts wert ist, bleibt unbeachtet und wird nicht angegriffen, nicht zum Sündenbock gemacht!

Schuldgefühle sind hartnäckig, wollen aber ausgehalten werden! Hierbei ist meist Hilfe erforderlich. Besonders die Bearbeitung dieser Gefühle muß gründlich erfolgen, denn sie veranlassen Betroffene nur zu leicht, den unangenehmen Empfindungen nachzugeben und wieder mit Anpassung zu reagieren.

Der Mut zur Offenheit ist ein weiterer wichtiger Schritt, auch dann, wenn die Befürchtung besteht, daß andere sich zurückgewiesen fühlen oder aggressiv reagieren.

Besonders in der Beziehung zur Therapeutin, zum Therapeuten ist es möglich, alles zu sagen. Meist steht in der ersten Phase der Therapie die Idealisierung des Therapeuten im Vordergrund. Zunehmend wird es jedoch nötig, auch andere Gefühle wie Neid, Ärger, Wut, Haß und Angst in die Beziehung mit einzubringen, damit die Erfahrung möglich wird, daß diese Gefühle die Beziehung nicht zerstören, sondern bereichern.

Rollenspiele und Psychodrama sind in der Therapie wichtige Hilfsmittel, um in einem geschützten Raum neues Verhalten auszuprobieren und vor allem destruktive Reaktionen und Zusammenhänge tiefer zu verstehen. Ziel ist das Natürliche, das Normale, nicht das Extreme. Jede Form der Unterwerfung trägt unweigerlich auch das starke Bedürfnis nach maßloser Befriedigung in sich.

Vieles, was für den Eisenofen-Menschen gesagt wurde, gilt

ebenso für die Königstochter. Auch sie wird die Erlösung nicht in einer Partnerschaft finden, sondern in der Entwicklung der eigenen Persönlichkeit. Die spirituelle Weiterentwicklung wird auch ihr helfen, das Gefühl zu stärken, «so, wie ich bin» willkommen zu sein.

Frieden mit den Eltern

Das letzte Bild des Märchens mutet zunächst merkwürdig an. Nachdem ausführlich über die Schwierigkeiten der Königstochter, sich abzugrenzen, sich von ihrem Vater zu lösen, gesprochen wurde, soll dieser quasi Einzug halten in die eheliche Gemeinschaft? Dies scheint zunächst keine glückliche Lösung des Konflikts; denn wer die Realität kennt, weiß, wie schnell alte Beziehungskonstellationen sich wieder einstellen und erneut destruktiv wirken. Menschen, die diese Form des Mißbrauchs an sich erleben mußten, tragen ohne Zweifel die starke Tendenz in sich, sich wiederum über Schuldgefühle manipulieren zu lassen. Unabhängigkeit wird daher nur erreicht, wenn es ihnen gelingt, sich aus der Umklammerung der besitzergreifenden Eltern zu lösen, und dies auch in Form von räumlichem Abstand.

Mitunter gilt es zu akzeptieren, daß der Kontakt zur Mutter oder zum Vater völlig eingestellt wird, da auf dem Hintergrund der frühen Erfahrungen verhängnisvolle Mechanismen entstanden, die stärker sind als der Wille. So ist manchmal Abgrenzung ohne Trennung nicht möglich, da zu sehr und zu früh die Grenzen der Persönlichkeit verletzt wurden.

Jeder muß sich selbst eine gute Mutter und ein guter Vater sein. Dazu gehört, daß er in seinem Innern Frieden gemacht hat mit den Eltern. Das ist gemeint, wenn im Märchen steht, daß sie *den Vater zu sich nahmen, weil er so sehr jammerte.* Dies fällt dem Menschen mit Eisenofen-Syndrom schwer. Immer schon fühlte er sich benachteiligt, zu kurz gekommen und verraten. Haß auf die Eltern, meist besonders auf die Mutter, läßt ihn/sie abhängig bleiben. Diese Problematik etwas genauer zu untersuchen ist sinnvoll, da aus Haß nur zu oft fehlerhafte Schlüsse auf die Eltern gezogen werden.

Während der Pubertät ist es notwendig, daß Heranwachsende bewußt Distanz zu den Eltern herstellen. Abwertungen, Wut- und Ärgergefühle sind notwendig, um den Prozeß der *Abnabelung* zu ermöglichen. Diese Gefühle verändern sich mit zunehmendem Erwachsenwerden. Wird der Prozeß der Abnabelung abgeschlossen, braucht der Heranwachsende nicht mehr gegen die Eltern zu kämpfen. Er hat seine Persönlichkeit so weit in sich selbst gefestigt, daß er den Eltern eine Meinung zugestehen kann, die nicht identisch mit der eigenen ist. Jetzt kann er auch erkennen, daß die Meinung der Eltern nicht grundsätzlich falsch ist, sondern sich nur in einigen Details von der seinen unterscheidet. So entsteht Unabhängigkeit: *Obwohl du anderer Meinung bist, kann ich dich respektieren und lieben!*

Der starke Haß, den viele Menschen auf die Eltern schüren, hat das gleiche Ziel: sie wollen die Unabhängigkeit förmlich erzwingen. Haß bewirkt jedoch das Gegenteil: Abhängigkeit!

Meine Mutter ist für mich gestorben, sie hat überhaupt keinen Einfluß auf mein Leben mehr; was sie mir angetan hat, werde ich nie verzeihen!

So die Aussage eines Patienten. Während er dies sagt, werden Groll und Haß auf die Mutter spürbar. Er glaubt tatsächlich daran, daß er nicht mehr abhängig ist. Nur zögernd kann er verstehen, daß er die negativen Gefühle so nicht abstellen kann. Im Gegenteil; immer wieder tauchen sie auf und verursachen Mißstimmungen und Mißempfindungen. In einigen Personen wird besagter Patient seine Mutter wiedererkennen und voraussichtlich mit ihnen den bekannten Streit wiederholen. So weit er auch zu laufen vermag, wird er seine Mutter mitnehmen: und ein dominantes Gefühl, sein Haß, ist immer dabei. Das Leben wird entscheidend davon geprägt, da er auch an sich selbst immer wieder Verhaltensweisen wiedererkennt, die er an seiner Mutter so gehaßt hat. Im weiteren Gespräch sagte er, daß er seinen Haß behalten wolle, weil er so Rache nehme.

Zur Erlösung des Königssohns gehört, daß er Erbarmen haben kann mit dem Leid anderer. Er wird nachsichtig mit den Unzulänglichkeiten der Mitmenschen und sieht auch in der Person des Vaters der Königstochter den Leidenden, der es auch nicht vermag, anders zu sein, als er geworden ist. So ist auch dieses Bild symbolisch zu verstehen.

Die gute Mutter, den guten Vater integrieren

Im therapeutischen Prozeß ist es wichtig, nicht nur die Verletzung zu verstehen, sondern die inneren Bilder von Vater und Mutter zu heilen. Auch wenn Mutter oder Vater extrem negative Einflüsse ausübten, und leider ist dies mitunter der Fall, gilt es, positive Eltern*bilder* aufzubauen. Es reicht nicht aus, die Verletzungen zu erkennen, denn das allein würde das Selbstgefühl nicht verbessern.

Imaginationsübungen sind hilfreiche Techniken bei der Auseinandersetzung mit den inneren Eltern. Die Arbeit beginnt damit, daß man sich selbst als das verletzte Kind in seiner Bedürftigkeit sieht. Ist vor dem geistigen Auge der oder die kleine XY erschienen, kann man sich selbst an die Stelle der guten Mutter setzen und dem Kind all die Dinge geben, die die wirkliche Mutter nicht in der Lage war zu geben: vor allem Verständnis und Trost. Wichtig ist, daß die Botschaft *gefühlt* wird. Wir empfehlen, in der Vorstellung das bedürftige, verletzte Kind an die Hand zu nehmen, vielleicht einen kleinen Spaziergang zu unternehmen oder es auf den Schoß zu setzen – jedenfalls vollkommen für es dazusein. Häufig wollen die Botschaften der guten Mutter überhaupt nicht ankommen, *sie füllen sich nicht mit Gefühl.* Mit zunehmender Übung wird sich dies jedoch ändern. Die ständige Wiederholung führt dazu, daß die Gefühle allmählich auch im Körper gespürt werden. Die folgenden Botschaften der *Guten Mutter*, die jemand an sich selbst richtet, wurden von Jack L. Rosenberg[23] formuliert; sie können überaus hilfreich sein:

1. Ich will dich.
2. Ich liebe dich.
3. Ich sorge für dich.
4. Du kannst mir vertrauen.
5. Ich bin für dich da; ich bin selbst für dich da, wenn du stirbst.
6. Ich liebe dich für das, was du bist, und nicht für das, was du tust.
7. Du bist etwas ganz Besonderes für mich.
8. Ich liebe dich, und ich gebe dir die Erlaubnis, anders zu sein als ich.
9. Manchmal werde ich «nein» sagen, und zwar, weil ich dich liebe.
10. Meine Liebe macht dich gesund.
11. Ich sehe dich, und ich höre dich.
12. Du brauchst keine Angst mehr zu haben.
13. Du kannst deiner inneren Stimme vertrauen.

Wer über diese Botschaften nachdenkt, wird erkennen, daß sie wirklich frei machen und die Grundbedürfnisse nach wirklicher Liebe und Zuneigung befriedigen.

Die Botschaften des *Guten Vaters* (ebenfalls nach Jack L. Rosenberg) unterscheiden sich etwas von den Botschaften der guten Mutter:

1. Ich liebe dich.
2. Ich vertraue dir. Ich bin sicher, du gehst deinen Weg.
3. Ich werde Grenzen setzen und sie durchsetzen. («Du mußt zur Schule gehen.»)
4. Wenn du fällst, helfe ich dir wieder auf. (Fahrradfahren lernen ist ein weitverbreitetes Beispiel für diese Art von Erfahrung mit dem Vater.)
5. Du bist etwas ganz Besonderes für mich. Ich bin stolz auf dich.
6. (Besonders für Frauen) Du bist schön, und ich gebe dir die Erlaubnis, ein sexuelles Wesen zu sein.

7. (Besonders für Männer) Ich gebe dir die Erlaubnis, so zu sein wie ich, aber *ebenso* erlaube ich dir, mehr zu sein als ich *und* weniger als ich.

Es ist zu erkennen, daß sich der Kreis schließt. Damit, daß Frieden mit den Eltern geschlossen wurde, endet das Märchen. Der Mensch im Eisenofen ist erlöst, nicht zuletzt, weil er für sich selbst die Elternfunktion übernommen hat. Er ist für sich selbst verantwortlich. Bisher hatte er immer einen Schuldigen, den er für sein Elend verantwortlich machte.

Damit ein Mensch seine Eisenofen-Problematik bearbeiten kann, benötigt er stabile Beziehungen, nicht oberflächliche. So wie die Königstochter unbeirrt ihren Weg verfolgte und die wahre Liebe suchte, sich durch nichts von ihrem Ziel abbringen ließ, so muß auch die Arbeit des Eisenofen-Menschen an sich selbst eine ständige Herausforderung bleiben. Er kann seinen Fortschritt daran erkennen, daß es ihm immer besser gelingt, in Beziehung zu bleiben, daß er seine weichen Seiten zum Ausdruck bringen kann und sich traut, er selbst zu sein. Das Märchen *Der Eisenofen* zeigt den Weg vom falschen zum wahren Selbst, aus der kalten Einsamkeit zum warmherzigen Miteinander.

Anhang

Die narzißtische Gesellschaft

Fast alle Menschen in den westlichen Industrienationen haben Eisenofen-Probleme, das heißt Probleme mit ihrem Selbstwertgefühl, allerdings entwickelt nur ein Teil eine eigentliche narzißtische Persönlichkeitsstörung, wie sie im Märchen vom Eisenofen beschrieben ist. Daß so viele Mitglieder der westlichen Gesellschaften Probleme haben mit ihrem Selbstwertgefühl, liegt in der Tatsache begründet, dass in der westlichen Welt wichtige Symptome der narzißtischen Störung fast unvermeidbar entwickelt werden müssen, wenn man in ihr die Karriereleiter hochklettern oder auch nur den Arbeitsplatz erhalten will. Einige Gedanken zum Eisenofen-Syndrom sollen daher über den persönlichen Rahmen hinausführen.

Jeder Fortschritt trägt den Versuch der Selbstverwirklichung in sich. Gesunder Narzißmus – gesunde Selbstliebe – ist eine wesentliche Triebfeder jeder Weiterentwicklung, jeder Forschung und aller Leistungen der Menschen. Ohne die konstruktive Seite dieser Energie würde menschliches Zusammenleben nicht funktionieren. Daher ist es wichtig, daß viele Menschen in einem sozialen Gebilde, besonders aber die, die leiten und führen, ein echtes, starkes Selbstwertgefühl besitzen, damit sie nicht selbst bedürftig sind und auf krankhafte Weise zu Massenverführern werden müssen, um die eigene Minderwertigkeit zu kompensieren. Die Phänomene «Hitler» und «Drittes Reich» sind schreckliche Negativbeispiele. Das Festhalten an Macht um der Macht willen ist ein deutlicher Hinweis auf die Eisenofen-Problematik. Leider sind die meisten Politiker der Welt mehr oder weniger stark von diesem Virus befallen.

Maßlosigkeit sowie eine ausbeuterische Haltung sich selbst

und anderen gegenüber prägen das Lebensgefühl unserer Gesellschaft – beides sind typische Kennzeichen des Eisenofen-Syndroms. Dazu gehört auch der rücksichtslose und selbstsüchtige Umgang mit den Rohstoffen der Erde, die Zerstörung der Umwelt und der exzessive Abbau von Rohstoffen.

Leere und Langeweile nannten wir als weitere Symptome. Um sie zu überwinden und um sich selbst zu spüren, werden zunehmend stärkere Reize gesucht. Durch das Leben in Extremen, durch Perfektionismus und Vollkommenheitswahn entfernt sich der «angepaßte» Mensch immer weiter von seinen wahren Gefühlen. Mit anderen Worten: *Unsere Gesellschaft fördert die Entwicklung des falschen Selbst.*

Die klare, emotionslose Betrachtung einer Sachlage ist das Ziel in unserer technischen Zivilisation und wird vielfach trainiert. Intellektualität ist gefordert, sie allein erscheint gesellschaftsfähig. «Cool sein» ist auch eine Devise der Jugendlichen. Gefühle werden sorgsam versteckt, kontrolliert und beherrscht. Dies führt nicht nur zu einem deutlichen Mangel an Lebendigkeit und Kreativität. Das Klima in der Gesellschaft wird zunehmend kälter und rücksichtsloser.

Das wesentliche Problem des Eisenofen-Menschen ist die fehlende Beziehungsfähigkeit. Ohne Liebe zu den Mitmenschen gewinnen Phänomene wie die rücksichtslose Gewinnmaximierung ohne Berücksichtigung der Arbeitnehmer die Oberhand. Der typische Eisenofen-Mensch, selbstbezogen und rücksichtslos, erfüllt vorzüglich die Bedingungen, die in der Wirtschaft gefragt sind, und hat alle Chancen, Karriere zu machen. Menschen, die dem mörderischen Wettbewerb nicht mehr standhalten, fallen durch den Raster.

Ein weiterer wesentlicher Faktor, der auch den Menschen mit einer narzißtischen Störung prägt, ist der Werteverlust in den westlichen Industrienationen. Die Jagd nach materiellem Besitz, Status und Anerkennung treibt die Welt in immer tiefere Krisen.

Es gibt allerdings eine Gegenströmung, die den Bezug zum

transzendenten Bereich sucht, die Sinn, Frieden, Wahrheit, Gerechtigkeit anstrebt, der die Zuneigung zur Natur und zu allen Lebewesen wesentlich ist. Ob sie die herrschenden gesellschaftlichen Werte beeinflussen kann, muß die Zukunft weisen. Zur Zeit ist eine eigentliche Trendwende, die auf das Abnehmen der Eisenofen-Problematik in der Gesellschaft hinweisen würde, nicht in Sicht. Im Gegenteil: Das Phänomen der Entsolidarisierung läßt sich weltweit beobachten.

Der Absturz in den Körper

Auf ein typisches Beispiel für die Eisenofen-Problematik in unserer Gesellschaft soll etwas näher eingegangen werden: Immer mehr Menschen versuchen, ihren Körper zu einem Statussymbol zu machen. Aussehen, körperliche Fitneß finden eine überwertige Beachtung. Viele trainieren in Fitneßzentren bis zur völligen Erschöpfung und achten penibel auf ihre Ernährung. Die Konzentration auf jede Nuance des Körpers, die Beachtung kleinster Fehler und Makel verursachen Streß und das Gefühl der Unzulänglichkeit, was nur mit verstärktem Training ausgeglichen werden kann. Dabei ist ein Ziel, ein Ankommen, nicht in Sicht. Nie kann gesagt werden: «Jetzt bin ich fit genug!», denn Fitneß ist immer relativ und läßt sich scheinbar beliebig steigern.

Hinzu kommt die Veränderung des Hormonhaushalts. Der Körper des exzessiv Trainierenden schüttet nach einiger Zeit ein Endorphin, ein körpereigenes Aufputschmittel mit euphorisierender Wirkung, aus. Da dieser Zustand als äußerst angenehm erlebt wird, eignet er sich auch, um Frustration, erlittene Demütigung, innere Leere oder andere emotionale Probleme zu kompensieren. Sport, Training werden zum Suchtmittel.

Die Folge dieses Mißbrauchverhaltens sind Wahrnehmungsstörungen. Ähnlich, wie Magersüchtige sich trotz objektiven Untergewichts als zu dick erleben, fühlen sich Sportsüchtige ständig als unzulänglich bezüglich ihrer Fitneß. Sie verlieren zunehmend das Gefühl für ihren Körper und erleben einen regelrechten Kontrollverlust, insofern sie auf zwanghafte Weise ihren Sport ausüben müssen. In diesem Zusammenhang ist auch die Rede von *Sportbulimie*. Unter Bulimie ist eine süchtige Form des Eßverhaltens zu verstehen. Der/die Betroffene nimmt in exzessiver Weise große Nahrungsmittelmengen zu sich, die anschließend wieder erbrochen werden, um sich vor Gewichtsproblemen zu schützen. Über dieses süchtige Verhalten erleben Betroffene leicht einen Kontrollverlust, insofern sie es zwanghaft wiederholen müssen und eine willentliche Steuerung der Nahrungsmittelzufuhr verlorengeht. Im Falle der Sportbulimie wird in exzessiver Weise Sport eingesetzt, um Höchstleistungen zu erbringen beziehungsweise Gewichtszunahme und Alterungsprozesse zu verhindern. Auch hier ist die Folge ein Kontrollverlust sowohl über Eßverhalten als auch über Sport. Ein Patient, der diesen Versuch der Selbstbestätigung bis zum Exzeß betrieben hatte, fand das Motto: *Toller Körper, kaputte Seele!*

Vom Umgang mit Eisenofen-Menschen am Arbeitsplatz

Der Mensch im Eisenofen in der Rolle als Chef

Zunächst ist es sinnvoll, sich daran zu erinnern, daß es leichte, mittelschwere und schwere Formen narzißtischer Persönlichkeitsstörung gibt. Eine Klassifizierung ist nicht einfach, zumal es bei den leichten Formen oft nicht korrekt ist, von einer Persönlichkeitsstörung zu sprechen, da fast alle Menschen in westlichen Industrienationen Eisenofen-Probleme haben, also Probleme mit ihrem Selbstwertgefühl. Mitunter sind die Anzeichen der Störung jedoch deutlich zu erkennen:

Herr B. ist neuer Produktionsleiter einer Großbäckerei mit 45 Beschäftigten. Er hatte sich durch großen Einsatz und gute Zeugnisse für diese Position empfohlen. Mit seinen Mitarbeitern gab es bald täglich Auseinandersetzungen und Ärgernisse. Daß Herr B. Anweisungen an die Mitarbeiter gab, war seiner Rolle entsprechend notwendig, jedoch war damit ein Problem verbunden: Herr B. provozierte Widerspruch mit seiner mitunter willkürlichen und unsinnigen Aufgabenverteilung. Bei genauer Untersuchung ging es in erster Linie darum zu zeigen, daß er der Boss sei. In der Auseinandersetzung mit der Auflehnung seiner Mitarbeiter konnte er sich als der Mächtige spüren. Je mehr Auflehnung der Mitarbeiter, um so mehr das Gefühl von Bedeutung. Alle menschlichen Aspekte traten in den Hintergrund.

Mit Abstand betrachtet ging es Herrn B. nicht um die Sache, sondern um die Bestätigung seines Machtgefühls. Es bereitete ihm ein heimliches Vergnügen, die Untergebenen zu quälen. Auch, daß er selbst damit auf heftige Ablehnung stieß und kaum oder keinerlei Wertschätzung von den Mitarbeitern erfuhr, hatte wenig Wirkung. Im Gegenteil, hier wiederholte sich das vertraute Drama eines Menschen, der schon früh abgelehnt wurde.

Nicht selten sind solche Vorgesetzte gefährlich für Mitarbeiter und letztlich für das Unternehmen bzw. die Bereiche, für die sie zuständig sind.

Die Sucht, ein krankhafter Ehrgeiz nach Macht, ist ein verbreitetes Phänomen in unserer Gesellschaft. Gerade Menschen mit Eisenofen-Syndrom streben in Positionen, die eine Zufuhr von Bewunderung und Überlegenheitsgefühlen vermitteln. Da dies auf dem Hintergrund ihrer emotionalen Defizite geschieht, ist es ein bedenklicher Vorgang, daß gerade Manager, Politiker, Führungskräfte und Funktionäre, die in diese Rollen streben, oft an dem Eisenofen-Syndrom leiden. Sie steuern die Geschicke größerer bzw. kleiner Systeme, von denen viele andere abhängig sind. Menschen mit gewisser Selbstzufriedenheit ist es oft zu lästig, sich für Führungspositionen, politische Parteien oder Organisationen stark zu machen.

In der Rolle des Vorgesetzten ist der Eisenofen-Mensch vielfach eine Fehlbesetzung, weil es ihm letztlich darum geht, Prestige, Ansehen und Macht zu vermehren und die Interessen der Auftraggeber erst an zweiter Stelle stehen. Kann er sich damit brüsten, daß er dem Unternehmen zum Erfolg verhilft, wird er seinen Ehrgeiz investieren, und es kann sein, daß er Beachtliches leistet. Nach außen wirkt er wie jemand, der wenig Angst hat. Dies hat damit zu tun, daß er gelernt hat, seine Angst nicht zu zeigen, da Angst in seinen Augen Schwäche bedeutet. Er wird sich immer dort drücken, wo er befürchtet, eventuell eine Niederlage zu erleiden. Demgegenüber wird er nicht müde, sich seiner Taten zu rühmen, und wird keine Gelegenheit verstreichen lassen, sich ins Zentrum zu stellen. Überall, wo er Publikum findet, ist er zur Stelle. Nicht selten hat solch ein Mensch ein Talent zur Schauspielerei. Wenn es seinen Zielen dient, kann er kollegial, freundlich und sogar äußerst charmant sein. Er ist ein Verführer und hat viele Gesichter, die seine Mitmenschen blenden. Dies macht ihn als Chef äußerst gefährlich. Er ist nur schwer einzuschätzen, da er seine Positionen nach Belieben wechselt. Spürt er Aufruhr bei den Untergebenen, wird er Wege finden, diese zu besänftigen. Traumwandlerisch sicher wird er die «weichen Stellen» in der Gruppe finden, um seinen Einfluß geltend zu machen und um zu vermeiden, daß er alle gegen sich hat. Er wird seine Herrschaft am liebsten mit offener Machtdemonstration vertreten, bei Bedarf kann er sich scheinbar schwach, bedürftig und als armes Opfer beschreiben, um die Unterstützung anderer zu gewinnen oder um sie davon abzubringen, ihn zu stürzen. Verbünden wird er sich nur mit einem Stärkeren und wenn es seinen selbstsüchtigen Plänen entspricht.

Auffällig ist seine starke Tendenz zur Übertreibung. Entweder etwas ist phantastisch, einmalig und gigantisch (damit ist meist etwas gemeint, das mit ihm zu tun hat), oder etwas ist schwach, erbärmlich, falsch, fehlerhaft und schlecht (damit ist meist etwas gemeint, mit dem er konkurriert). Er spaltet in «schwarz» und «weiß». Da er nicht verlieren kann, ist Gewinnen immer ein «Muß».

Er spürt ein großes Bedürfnis, seine Bedeutung mit Statussymbolen (Auto, Hobby, Reisen, Haus etc.) zur Schau zu stellen. Alles, was er hat und tut, ist das Tollste und Beste. Sein Leben richtet sich fast ausschließlich nach Erfolg, privates Glück in der Partnerschaft ist immer weniger wichtig und wird geopfert. Affären gibt es oft und haben das Ziel sofortiger Bedürfnisbefriedigung.

Als Chef duldet der Mensch im Eisenofen keinen Widerspruch, dafür ist sein Selbstwertgefühl viel zu brüchig. «Alles tanzt nach meiner Pfeife! Ich bin der Boss!» Jeder, der mit ihm konkurriert, wird gnadenlos bekämpft, mit legalen und illegalen Mitteln. Das Gewissen ist mitunter stark eingeschränkt, und besonders zum Machterhalt ist jedes Mittel recht. Entweder ist jemand für mich oder gegen mich. Gerade im Kampf gegen Feinde spürt er sich selbst als bedeutend, und so kann er seine

Fähigkeiten unter Beweis stellen. Er sieht nur seine Realität, und es gilt nur seine Sicht der Dinge.

Eisenofen-Chefs kleben an ihren Positionen und geben sie am liebsten nur auf, um einen höheren Rang zu erreichen. Müssen sie tatsächlich ihren Posten räumen, fühlen sie sich wie amputiert. Der Verlust von Prestige, Anerkennung und Macht wird sehr gefürchtet und löst regelrechte Panikgefühle aus; denn dies bedeutet den Absturz ins Nichts! Wenn dies geschieht, wenn er seine Position verliert, sind nicht selten existentielle Krisen die Folge. Es ist möglich, daß er in diesem Fall z. B. suchtkrank wird. Der zuvor häufig praktizierte latente Alkoholismus eskaliert zum offensichtlichen Kontrollverlust.

Die im Grunde Hilfsbedürftigen haben keinerlei Leidensdruck, wenn die Zufuhr von Bewunderung und Machtgefühlen ausreichend erfolgt. Erst ernste Krisen, psychosomatische Krankheiten oder bedeutende Verluste rütteln an der starren Fassade und sind immer eine Gelegenheit, das Bewußtsein zu erweitern und Hilfe in Anspruch zu nehmen.

Der erlöste Eisenofen-Mensch in der Rolle als Chef

Natürlich muß ein Mensch nicht erst im Eisenofen gewesen sein, um folgender Beschreibung gerecht zu werden, die *ideal-typisch* ist. Ideal-typisch meint, daß es die beschriebene Person in der Weise vermutlich nicht oder selten in reiner Form geben wird. Aber die Darstellung zeigt das gemeinte in einer idealen Manier.

Ein Chef, der seine Mitarbeiter schätzt und sich um sie kümmert wie ein väterlicher Freund, entspricht diesem Ideal am ehesten. Er sieht sie als das wertvollste Kapital des Unternehmens, mit dem entsprechend umzugehen ist. Er weiß um ihre Stärken und Schwächen und verstärkt in erster Linie das Positive. Er kritisiert selten oder nie, denn Kritik demotiviert; sondern er zeigt, wie es bessergeht. Er bemüht sich um eine angstfreie Atmosphäre und schätzt die Leistung. Er ist nicht an Selbstdarstellung interessiert, sondern an positiven Teamleistungen. Er besitzt natürliche Autorität, da er vertrauenswürdig, verläßlich, aufrichtig und unbestechlich ist. Es geht ihm immer um die Sache, die dem Ganzen dient, und nicht um persönliches Prestige. Er ist nicht verbissen, sondern offen für Neues und Kreatives. Er ist gelassen und kann auch Kritik an seiner Person als bereichernd schätzen.

Der erlöste Mensch im Eisenofen liebt seine Aufgabe und liebt seine Mitarbeiter (auch die Schwierigen). Er hat noch andere Interessen als seine Arbeit, er hat Hobbys und ist an persönlicher Reifung und Weiterentwicklung interessiert. Sein Verantwortungsgefühl für die Natur und für den Umgang mit den vorhandenen Ressourcen ist stark ausgeprägt.

Was tun, wenn ein Eisenofen-Mensch der Vorgesetzte ist?

Leider ist dies nicht selten der Fall, da gerade diese Menschen in Positionen streben, in denen sie über vermeintliche oder tatsächliche Macht verfügen. Es ist oft wenig erfreulich, mit einem Chef zusammenzuarbeiten, der auf Grund seiner Persönlichkeitsstörung schwierig ist. Für Mitarbeiter ist es daher sinnvoll, sich mit dieser Thematik zu beschäftigen, um der Situation weniger ausgeliefert zu sein. Zuallererst ist es daher erforderlich, die Störung genau zu kennen (Märchen und Deutung öfter lesen).

Es wird nicht leichtfallen, das verletzte Kind zu erkennen, denn mitunter leiden Angestellte sehr und entwickeln ihrerseits starke Wut- und Haßgefühle auf den Vorgesetzten, der demütigt und nicht selten völlig willkürlich und unberechenbar verfährt. Natürlich reagieren Menschen aufgrund ihrer Persönlicheitsstruktur unterschiedlich. Vor allem ist jetzt aber ihr Selbstbewußtsein gefordert.

Der Eisenofen-Chef wird genau die Seiten in seinen Mitarbeitern anrühren, die sie vermutlich selbst am wenigsten gern haben wollen, nämlich ihre eigenen Eisenofen-Anteile, die, wie bereits erwähnt, in fast jedem Menschen mehr oder weniger stark schlummern. Die Frage bleibt, wie souverän kann jemand mit Kränkung, Abwertung und Mißachtung umgehen, die in der Zusammenarbeit zwangsläufig auftreten.

Damit eine gewisse Unabhängigkeit erhalten bleibt, ist es sinnvoll, den Prozeß der Kränkung genau zu untersuchen. Im Falle einer Kränkung, etwa einer ungerechtfertigten Maßregelung oder Abwertung, reagieren die meisten Menschen mit Wut und Ärger (oder mit Depression und Angst als unterdrückte Aggression), sie sind aufgebracht und wollen auf der Stelle am liebsten zurückschlagen. Dies ist verständlich und völlig normal. Wenn der eigene Chef jedoch über Möglichkeiten verfügt, zu Konsequenzen zu greifen, die weitreichende Folgen haben, z. B. Kündigung, dann ist es notwendig, diese Impulse zu unterdrücken. Ärger und Wut werden «geschluckt». Dies ist auf Dauer gefährlich, da hierdurch psychosomatisch Krankheiten, etwa Magengeschwüre, entstehen können. Oft ist dies auch Hintergrund für eine Suchtkrankheit, da Beruhigungsmittel wie Alkohol das quälende Gefühl zwar unmittelbar beseitigen, aber nachdem die Wirkung verflogen ist, das Problem in verstärkter Form auftaucht. Die einzige sinnvolle Alternative besteht darin, den *Verstand einzuschalten*! Es muß gelingen, die Dinge auseinanderzuhalten. Was ist was? Es ist erforderlich, sich gedanklich eine Auszeit zu nehmen, sich nicht von Wut und Ärger überschwemmen zu lassen, sondern einen *kühlen Kopf* zu bewahren! Die Fragen, die man sich stellen sollte, könnten in etwa folgenden Inhalt haben:

- Warum erfolgt die Kränkung?
- Habe ich tatsächlich einen Fehler gemacht?
- Ist die Form angemessen, in der man mir begegnet ist?
- Ist die Kritik überzogen oder unangemessen?

Selbstkritisch und ehrlich sollte zunächst eine realistische Einschätzung der Situation aus der eigenen Sicht erfolgen. Es ist oft hilfreich, sie mit einem Vertrauten zu besprechen, von dem man annehmen kann, daß er objektiv ist. Es geht darum, die eigenen Anteile zu verstehen, damit dann auch die Anteile des Gegenüber klarer gesehen werden können. Selbstbetrug, der auch darin bestehen kann, die eigenen Anteile überkritisch zu bewerten, hilft nicht weiter.

Im Laufe der Zeit werden, wenn der Chef tatsächlich an einem Eisenofen-Syndrom leidet, die typischen Strukturen deutlich werden. Dann ist es wichtig zu erkennen, daß diese mit der eigenen Person nichts zu tun haben. Es handelt sich also nicht um eigene Unzulänglichkeiten, sondern um Defizite in der Persönlichkeit des Vorgesetzten. Jetzt ist der entscheidende Schritt in die Unabhängigkeit zu tun. Indem erkannt wird, daß das Problem nicht in der eigenen Person liegt, kann es auch da belassen werden, wo es hingehört. Mit anderen Worten: Ich nehme zwar wahr, daß mich eine Reaktion des Vorgesetzten ärgert, aber ich realisiere gleichzeitig, daß dies sein Problem ist. Es ist nicht meine Aufgabe, ihn zu ändern, noch trage ich die Verantwortung für seine Schwierigkeiten. Das, was er tut, soll mich zwar treffen, jedoch für das, was mich trifft, bin ich selbst verantwortlich. Wieso soll ich mich von etwas treffen lassen, was nicht meine Angelegenheit ist? Wieso reagiere ich auf etwas Unsinniges? usw. Indem ein realistischeres, anderes Denken möglich wird, löst sich auch die gefühlsmäßige Verstrickung.

Sicherlich ist es nicht für jeden gleich so einfach, auf diese Weise Distanz zu schaffen. Dies will geübt und möglichst mit Freunden und Gleichgesinnten besprochen werden.

Eisenofen-Chefs haben immer Parteigänger, die willig nicken, wenn sie etwas sagen. Diese untermauern ihre Macht und treten im Zweifelsfall für sie ein. Sie fühlen sich durch ihre Anpassung nicht bedroht, sondern genießen es, selbst an dem Machtgefühl teilzuhaben. Alle Mitarbeiter, die nicht willig nicken, erscheinen gefährlich und werden bekämpft, oft schon bevor sie in die

Quere kommen. Meist haben diejenigen, die dem Eisenofen-Chef nicht zujubeln, mit mehreren Gegnern zu tun. Eine Situation, die oft nicht ungefährlich ist.

Dinge nicht überbewerten

Menschen haben als einzige Lebewesen die Fähigkeit, sich selbst zu beurteilen oder dies zumindest zu versuchen. Indem sie sich von sich selbst distanzieren, kann es ihnen gelingen, ihre Situation wie aus der Vogelperspektive zu betrachten. Es wird dadurch möglich, größere Zusammenhänge zu sehen und, vor allem, sich selbst nicht mehr für das Zentrum der Welt zu halten. Wird nicht die gesamte Situation gesehen, ist ein Steckenbleiben in eigenen Verstrickungen unumgänglich, und die eigene Position wird geschwächt.

Die häufigsten Fehler bei der Beurteilung einer Situation werden aus zwei unrealistischen Blickwinkeln heraus gemacht. Zum einen verzerren *Übertreibungen,* wie: Das ist beängstigend, gräßlich, furchtbar; unerträglich, entsetzlich, grauenhaft, wahnsinnig etc., eine Situation. Selten geht es wirklich um Sein oder Nichtsein – Leben oder Tod; aber viele Menschen reden oder denken so. Der amerikanische Psychologe Albert Ellis formulierte: «Wir halten alles aus, es sei denn, wir sterben daran.» Betrachtet man eine Lage oder einen Zustand unter einem Blickwinkel, der Übertreibungen enthält, werden die Gefühle entsprechend stark beeinflußt. Es entstehen starke Ängste oder starke Ärger- und Wutgefühle, die nicht in der realen Situation wurzeln, sondern einzig die Folge unrealistischer Übertreibungen sind.

Ein weiterer häufiger Fehler sind *absolute Forderungen.* Auch diese führen zu Streß und unrealistischen Einschätzungen. Sie verbergen sich zum Beispiel hinter Sätzen wie: «Er hat mich ernst zu nehmen. Er darf mich nicht kränken. Er sollte so nicht mit mir umgehen ...» Werden diese Sätze untersucht, kann man die absoluten Forderungen erkennen. Besonders durch Worte wie *muß, sollte, darf nicht, hat zu* lassen sie sich identifizieren.

Der Stress wird dadurch verstärkt, daß sich der Betroffene der Situation ausgeliefert fühlt. Niemand ist davor sicher, daß jemand versucht, ihn zu kränken, oder daß man ihn nicht ernst nimmt. Die absolute Forderung, daß dies nicht sein darf, ist unrealistisch! Gesünder ist folgende Einstellung: «Es ist nicht angenehm, daß jemand versucht, mich zu kränken; ob ich jedoch gekränkt bin, das entscheide ich selbst; auch wer mich beleidigt, entscheide ich. Ich kann nicht verhindern, nicht ernst genommen zu werden. Viel wichtiger ist, daß ich mich selbst ernst nehme. Ich habe Geduld und weiß, daß sich letztlich das Richtige durchsetzt.» Dieser Blickwinkel ist realistischer und führt zu mehr Gelassenheit und Autonomie. Man ist nicht gezwungen, auf alles zu reagieren, was andere tun beziehungsweise nicht tun!

Wehren, aber richtig!

Je besser es gelingt, den Blick für das gesamte Problem zu öffnen, um so besser wird es möglich, zu entscheiden, ob es notwendig ist, sich zu wehren. Mitunter ist Kampf der falsche Weg, da sich so Probleme nur verstärken und der Schaden größer wird. Umgekehrt wurde nicht selten in der Geschichte der Menschheit den negativen Kräften zu spät oder zu wenig Widerstand entgegengesetzt. Eine falsche Form der Duldsamkeit, hinter der sich nicht selten ein Mangel an Mut verbirgt, hält destruktive Zustände aufrecht.

Bei der Analyse der Situation sollten möglichst viele Meinungen zusammengetragen werden, um zu verhindern, daß eine eigene Verstrickung stattfindet. Immer muß bedacht werden, daß Eisenofen-Menschen im Gegenüber gerade die ungeliebten eigenen Eisenofen-Anteile aktivieren.

Wenn deutlich ist, daß sich wehren *notwendig* ist – im wahren Sinn des Wortes –, dann ist es wichtig:

- in Kauf zu nehmen, daß die Situation sich noch weiter verschlimmert;
- ständig an der eigenen Unabhängigkeit zu arbeiten und sich nicht von den Auseinandersetzungen in der Lebensfreude irritieren zu lassen;
- den Eisenofen-Menschen nicht verändern zu wollen (weil das nicht geht!);
- keine Rache nehmen zu wollen.

Es ist richtig, für eine Sache, für die es sich lohnt, einzutreten. Es geht aber nicht darum, mit gleichen Mitteln zurückzuschlagen – obwohl das ein verständlicher Impuls ist –, sondern um eine gewisse «Abstinenz».

Der Eisenofen-Mensch als Mitarbeiter

In dieser Rolle ist er oft nicht wesentlich pflegeleichter als in der Rolle des Chefs. Am liebsten wäre er selber gerne der Boss. Seine Tendenz, die eigene innere Unzufriedenheit wie auf einen Bildschirm in seine Umgebung zu projizieren, ist nicht selten beeindruckend. Er leidet häufig unter Stimmungsschwankungen und kann es oft nicht ertragen, daß sich andere wohl fühlen und es ihnen gutgeht. So sieht er die Welt in erster Linie pessimistisch und kann die Stimmung eines Teams von Mitarbeitern «herunterziehen», nach dem Motto: Wenn sich alle mies fühlen, geht es mir eventuell besser.

Oft fühlt er sich als der Rächer der Enterbten und Verfolgten. In dieser Rolle kann er seiner inneren Wut eine Richtung geben. Er fühlt sich edel, weil er sich für Underdogs einsetzt. Er kann kämpfen und nach dem ehrenwerten Ziel handeln, keine Ungerechtigkeiten zu dulden. Verräterisch ist die Vehemenz, mit der er Ziele verfolgt, die jegliche Verhältnismäßigkeit verloren hat.

Meist hat der Eisenofen-Mensch wenig Freunde. Vielleicht gibt es Bewunderer, die sich von seiner Großartigkeit beeindrucken lassen, oder aber sie fürchten sich vor seiner Rücksichtslosigkeit. Im Grunde ist er jedoch meist feige und scheut Situationen, die ihn bloßstellen könnten; ein wirkliches Risiko geht er lieber nicht ein. Sein schwaches Selbst erträgt keine Kritik, und so hat Kritik nicht selten lebenslängliche Feindschaft zur Folge. Oft findet sich bei ihm eine geniale Gabe im Erfinden von Ausreden (wer Kränkungen nicht ertragen kann, muß im Erfinden von Ausreden gut sein). Seine schauspielerischen Fähigkeiten sind beeindruckend, wenn es darum geht, Vorteile zu ergattern oder Schwächen zu vertuschen. Besonders Konkurrenten müssen den Eisenofen-Menschen fürchten, da er sich aller fairen und unfairen Mittel bedient, um sie zu schlagen. (Ein gesunder Wettbewerb ist wünschenswert und fördert den Evolutionsprozeß. Im Falle der Gewinnmaximierung um jeden Preis ist leider die rücksichtslose Eisenofen-Haltung gesucht und gefragt.) Was für ihn zählt, sind Bewunderung und der Zugewinn materieller Werte; mitunter ist hier eine Unersättlichkeit zu beobachten, die durchaus süchtigen Charakter haben kann.

Der tiefe Neid des Eisenofen-Menschen läßt es nicht zu, die Erfolge anderer zu würdigen oder wertzuschätzen. Er wird sie möglichst ignorieren, herunterspielen oder versuchen, sich in ihrem Licht zu sonnen. Wird er mit eigenen Unzulänglichkeiten konfrontiert, entwickelt er oft geniale Fähigkeiten, um sich vor der Verantwortung zu drücken.

Da er sich mit seiner Arbeit auf extreme Weise verbunden fühlt, kann er den Verlust derselben nicht ertragen. Wird er pensioniert oder verliert die Arbeitsstelle aus sonstigen Gründen, fühlt er sich entwertet; dies hat tiefe Krisen zur Folge.

Mit zunehmendem Alter und körperlichem Verfall geht es dem Eisenofen-Menschen meist schlechter. Er spürt, daß er zurücktreten muß, daß er von anderen überholt wird – seine innere Unzufriedenheit wächst, da er sich außerdem vor dem Altern fürchtet. Die einzige Alternative ist, die Krise als Chance zu nutzen und sich auf den beschwerlichen Weg der Erlösung zu machen, wie er sich im Märchen spiegelt.

Der Gefühlsbaum – ein Modell

Nur wenige Menschen in unserer Gesellschaft haben einen unbeschwerten Umgang mit allen ihren Gefühlen. Das folgende Modell ist geeignet, die Entwicklung von Gefühlen nachzuvollziehen beziehungsweise zu verstehen, wie gefühlsmäßige Probleme entstehen. Es wird die Rede von Gefühlsblockaden sein, die sich schon früh in der Entwicklung eines Menschen einstellen. Dem Modell wurde der Name «Gefühlsbaum» gegeben, da das Schaubild einem Baum gleicht. Vor vielen Jahren hat mein Kollege Diplompsychologe Werner Pappert begonnen, unseren Patienten dieses Modell nahezubringen, um den Einstieg in die Psychotherapie zu erleichtern. Obwohl hier aus naheliegenden Gründen Vereinfachungen erforderlich sind, kann man ein erstes Verständnis für emotionale Probleme gewinnen.

Die Sprache der Gefühle

Fast jeder Mensch fühlt sich auf wundersame Weise angezogen und berührt, wenn er an die Wiege eines Säuglings tritt. Ist das kleine Wesen wach, nehmen wir seine enorme Energie wahr. Alle Körperteile sind in Bewegung. Es strampelt mit den Beinen, die Arme sind in ständiger Aktion, die Gesichtsmuskeln ebenso, und jede Bewegung in der Umgebung wird intensiv wahrgenommen. Die Lebensenergie fließt förmlich durch alle Fasern seines Daseins, und man spürt, daß dieses kleine Wesen voller Gefühl ist, voller *Gefühlsenergie*. Ein gesunder Säugling ist so kräftig, daß er in den ersten Lebenstagen sein eigenes Gewicht, an einer Leine hängend, halten kann, wenn sich seine kleinen Finger reflexartig um das Seil klammern.

Eine weitere Beobachtung ist an der Wiege zu machen: Wir können erkennen, ob das winzige Wesen Lust oder Unlust erlebt. Die *Sprache der Gefühle* ist in sich eindeutig. Besonders die Mutter, die ihr Kind genau kennt, spürt an seinen Reaktionen, ob es Angst hat, Schmerzen oder Ärger empfindet. Natürlich ist auch Freude leicht an der Mimik, verbunden mit entsprechenden Geräuschen, zu erkennen. Ist die Beziehung zwischen Mutter und Kind gestört, deutet die Mutter die Sprache der Gefühle nicht richtig oder ignoriert die Zeichen und Signale. Das kann zum Beispiel dazu führen, daß sie versucht, ihr Kind, wenn es Schmerz empfindet, mit Nahrung zu beruhigen.

Auch Erwachsene lassen ihre Gefühle *sprechen.* Gesten, Mimik, Tonfall, Gebärden verraten oft mehr über Gefühl als das gesprochene Wort. Wir haben aber gelernt, viele unserer Gefühle hinter einer Maske zu verstecken. Dies gehört zum alltäglichen Leben dazu. Jemand, der ständig ungeschminkt die Wahrheit sagt, wird rasch zum Außenseiter.

Die vier Grundgefühle, aus denen sich alle anderen Gefühle ableiten, wurden bereits benannt. Es sind: *Wut, Angst, Schmerz* und *Freude.*

- Zur *Wut* gehören zum Beispiel: Ärger, Groll, Zorn, Verbitterung, Haß, Unmut, Hader, Unwille, Feindseligkeit, Abscheu, Empörung, Gereiztheit, Verstimmung, Mißmut etc.
- *Seelischer Schmerz* drückt sich aus in: Trauer, Wehmut, Niedergeschlagenheit, Gram, Leid, Kummer, Verzweiflung, Betrübnis, Melancholie, Trübsinn etc.
- *Angst* findet sich in: Furcht, Grausen, Horror, Phobie, Schock, Entsetzen, Panik, Verfolgungswahn, Befürchtungen, Hilflosigkeit, Schock, Lampenfieber, Unruhe, Verwirrung etc.
- *Freude* drückt sich aus in: Glücksgefühl, Befriedigung, Begeisterung, Wohlbehagen, Entzücken, Fröhlichkeit, Frohsinn, Glückseligkeit, Hochgefühl, Hochstimmung, Jubel, Lust, Leidenschaft, Wollust etc.

Zur gesunden Entwicklung gehört, daß alle Gefühle in einer gewissen Unbefangenheit ausgelebt werden dürfen, wobei eine Anpassung an die gesellschaftlichen Regeln erforderlich ist. Wut und Ärger können nicht immer unmittelbar ausgelebt werden, da dies gravierende Folgen hätte, zum Beispiel einem Vorgesetzten gegenüber. Gesunde Menschen verfügen über Mechanismen, die ihnen erlauben, ihre mitunter auch aggressiven Impulse zu steuern, ohne sie unterdrücken zu müssen.

In folgendem Modell (Abb. 1) wird idealerweise davon ausgegangen, daß die Gefühlsenergie frei fließen kann:

Abb. 1

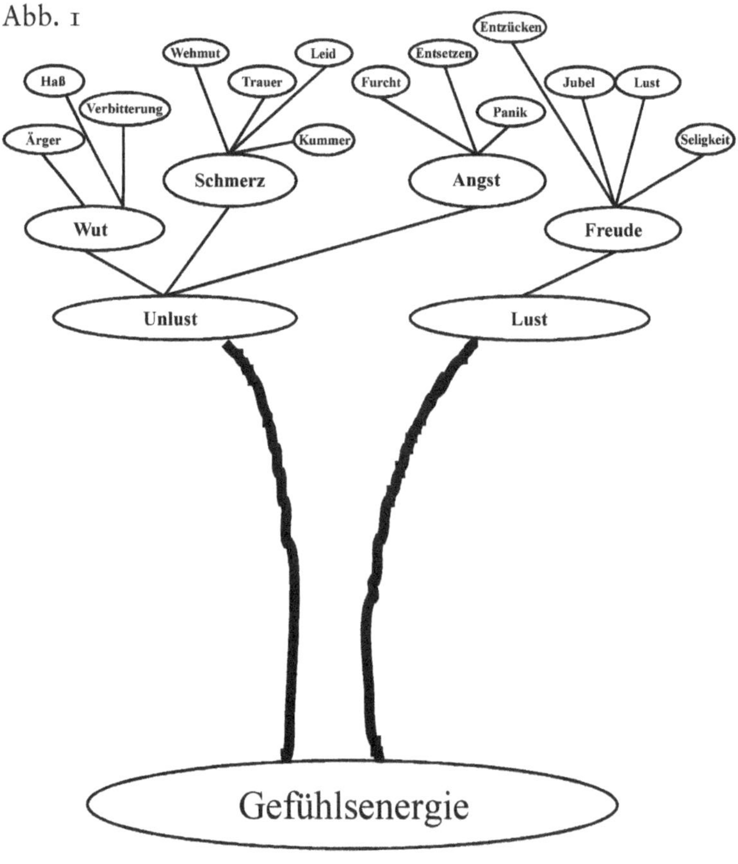

Gefühlsenergie, die sich im Innern bildet, kanalisiert sich zunächst in Lust oder Unlust. Hieraus entwickeln sich die anderen Grundgefühle: Angst, Wut, Schmerz und Freude. Beispiele dafür, daß Angst auch mit Lust verbunden sein kann, sind: die Fahrt auf der Geisterbahn; der Rennfahrer, der mit seinem Fahrzeug extreme Situationen sucht; auch der Zuschauer von Grusel- und Horrorfilmen sucht Nervenkitzel und Angst. Bei Sadomaso-Praktiken gehen Lust und Schmerz eine unselige Allianz ein.

Entstehung von Gefühlsblockaden

Häufig werden bestimmte Gefühle durch die Erziehung unterdrückt. Die Eltern oder Erzieher haben in der frühen, äußerst prägsamen Zeit der Kindheit maßgeblichen Einfluß auf das Ausleben von Gefühlen. Sie fördern oder beschränken ihre Entfaltung. Dies läßt sich anhand einiger Beispiele verdeutlichen:

Michael ist gerade vier Jahre alt geworden. Der Vater möchte, daß Michael in den Keller geht und einen Gegenstand holt, den er vergessen hat. Michael fürchtet sich und will nicht in den Keller gehen. Der Vater redet ihm zu und meint: «Du brauchst doch keine Angst zu haben – sei kein Feigling – zeig, daß du ein großer Junge bist.»

Mit seiner Haltung macht der Vater deutlich, daß die Angst des kleinen Michael nicht erwünscht ist. Um den Erwartungen des Vaters zu genügen, muß Michael seine Angst unterdrücken. Da Michael den Vater liebt, zeigt er seine Angst nicht mehr und lernt, daß Angsthaben unerwünscht ist. Um den Erwartungen zu genügen, wird er voraussichtlich zukünftig in ähnlichen Situationen wieder seine Angst unterdrücken. Michael opfert sein Gefühl, um dem Vater zu gefallen.

Eine angemessene Reaktion des Vaters wäre gewesen: «Das kenne ich, früher hatte ich auch Angst, als ich in den Keller sollte; komm, laß uns gemeinsam gehen.» In diesem Falle wird Angst als legitimes Gefühl angenommen und ein unterstützendes Angebot zur Überwindung der Angst angeboten.

Typischerweise sollen in unserem Kulturkreis Jungen wenig Angst zeigen, während Mädchen im Ausleben ihrer Wut blockiert werden. Für letzteres ein Beispiel:

Der Vater der kleinen Susanne ist sehr stolz, daß er sonntags mit ihr im Stadtpark spazierengehen kann. Susanne trägt ihr neues Kleid und freut sich über die uneingeschränkte Zuwendung des Vaters, der ihre Fragen beantwortet und interessante Dinge erzählt. Nach einiger Zeit trifft der Vater gute Bekannte und beginnt ein Gespräch mit ihnen. Susanne fühlt sich vernachlässigt und wird bald zornig. Sie läßt ihrem Ärger freien Lauf, schreit, will sofort nach Hause und schmeißt sich auf den Boden, so daß ihr neues Kleid schmutzig wird. Auf dieses Verhalten reagiert der Vater heftig: er schimpft so lange, bis Susanne ruhig ist. Seine Worte lauten etwa: «Wie kannst du so böse werden? Ein Mädchen macht so etwas nicht! Wenn du so böse bist, habe ich dich nicht mehr lieb!» Susanne, die ihren Vater sehr liebt, lernt ihren Ärger zukünftig zu unterdrücken. Voraussichtlich wird sie ihn innerlich aufstauen und möglicherweise indirekt äußern.

Auch Schmerz wird als Gefühl unterdrückt, wenn Erzieher zum Beispiel meinen: «Ein Indianer kennt keinen Schmerz; heul nicht; sei nicht traurig; beiß die Zähne zusammen; sei nicht so wehleidig; das tut überhaupt nicht weh; so schlimm ist das nicht...»

Eine krankhafte Form der Unterdrückung von Schmerz findet sich, wenn starke Wut- und Trotzgefühle beteiligt sind nach dem Motto: *Ich zeige dir nicht, daß ich verletzlich bin.* Bei Züchtigungen oder Mißhandlungen wird Schmerz regelrecht abgespalten. Betroffene behaupten sogar, keinen Schmerz mehr gespürt zu haben. Statt dessen dominieren Wut- und Haßgefühle.

Die Geringschätzung von Gefühlen ist ein weitverbreitetes Phänomen. Dies führt zu *Blockaden*, zu *Gefühlsblockaden*, so daß bestimmte Gefühle nicht mehr gespürt und schon gar nicht ausgelebt werden dürfen.

Auch Freude kann blockiert werden, besonders dann, wenn Kinder nicht erwünscht sind. Eltern erleben sie wie eine Last und ertragen nicht, daß es dem Kind gutgeht, daß es unbeschwert ist, vielleicht laut und ausgelassen ist. Sie verderben die

Abb. 2

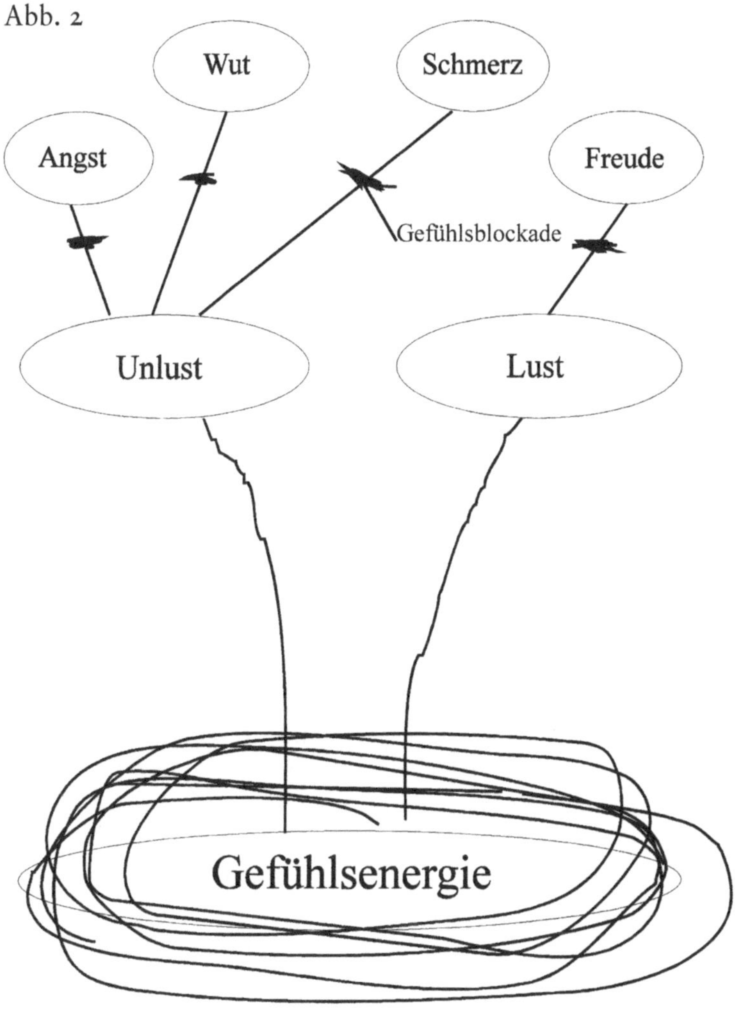

gute Laune, weil sie sie ihm nicht gönnen können. Auch eine harte, lustfeindliche Haltung der Eltern sich selbst und anderen gegenüber bewirkt letztlich eine Unterdrückung von Freude. Sätze wie: «Du mußt noch härter arbeiten! Du mußt noch mehr leisten! Das Leben ist hart und bitter, nur Arbeit ist ein Grund zur Freude! Dein Bruder/deine Schwester ist besser!», bewirken häufig das Gefühl, nicht zu genügen. Hier sind *Antreiber* zu erkennen, unterschwellige Botschaften der Eltern, die zu Leistung antreiben. Den Erwartungen der Eltern nicht zu genügen ist für die Entwicklung des Selbstwertgefühls äußerst schädlich, kann das Lebensgefühl nachhaltig beeinträchtigen und damit Freude als Gefühlsbereich blockieren.

Folgen der Gefühlsblockaden

Die während der Kindheit erworbenen Gefühlsblockaden gehören zur Persönlichkeit und werden sich auf unterschiedliche Weise bemerkbar machen. Vor allem wird es zu einem Stau von Gefühlen kommen (Abb. 2). Gefühlsenergie, die nicht abfließen kann, erzeugt einen Überdruck in Form von Stress.

Folge sind die bereits erwähnten psychosomatischen Krankheiten wie Herz-Kreislauf-Störungen, Süchte, Magengeschwüre, Wirbelsäulenprobleme (Verschleiß oder Bandscheibenvorfälle), Migräne etc.

Möglicherweise werden andere Gefühle verstärkt auftreten. Ärger, der sich aufstaut, weil eine Ärgerblockade vorhanden ist, und nicht angemessen *abfließen* kann, führt eventuell zu Unwohlsein, vielleicht zu Traurigkeit oder Panikgefühlen. Die Gefühlsenergie wird umgeleitet in Angst (Panik) oder psychischen Schmerz, zum Beispiel Traurigkeit (Abb. 3).

Menschen, die ihren Ärger nicht angemessen ausdrücken können, sich somit in vielen Lebenssituationen nicht wehren und ihre eigenen Bedürfnisse nicht genügend einfordern, werden leicht von anderen ausgenutzt. Unbewußt signalisieren sie ihren Mitmenschen, daß sie sich auch gegen unberechtigte Anforderungen nicht zur Wehr setzen werden. Sie fühlen sich immer wieder als Opfer dominanter Mitmenschen und verstehen die eigenen Anteile an der Situation nicht. Erst wenn sie lernen, die Ärgerblockade aufzulösen, wird es eine Änderung in ihrem Leben geben.

Abb. 3

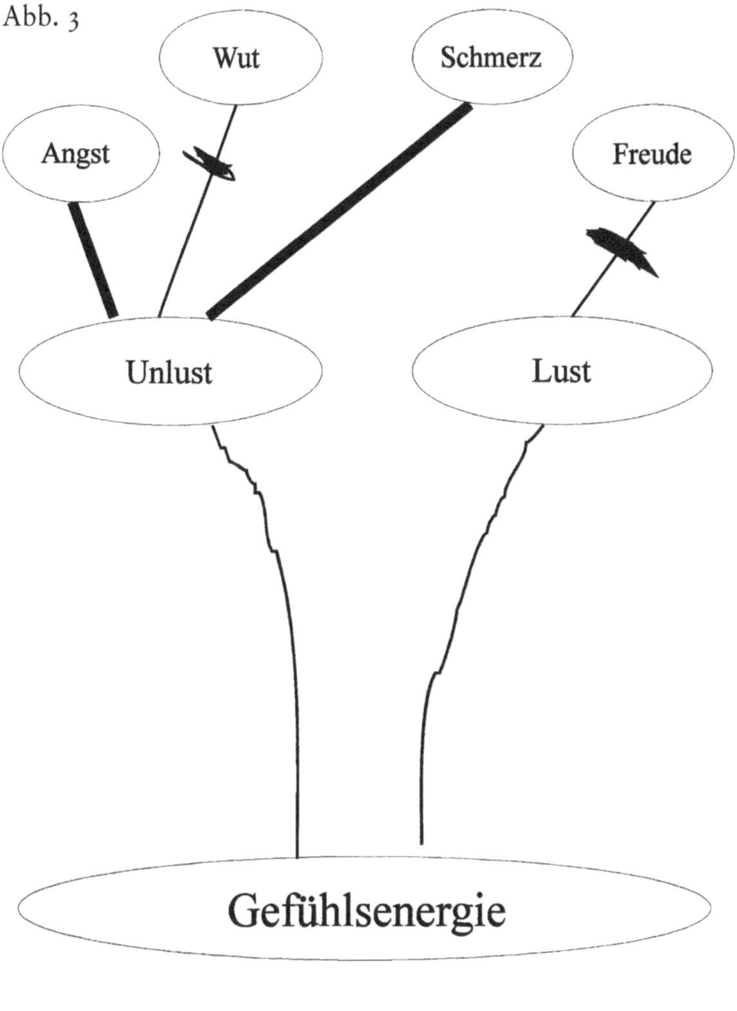

Bei anderen löst sich die Ärgerblockade plötzlich, nachdem zuvor viel zu lange Ärger *geschluckt* wurde. Sie schießen dann über das Ziel hinaus und verlieren die Kontrolle über Ärgergefühle. Die Person, die mit dem letzten Tropfen das Faß zum Überlaufen gebracht hat, bekommt dann viel zuviel ab.

Abb. 4

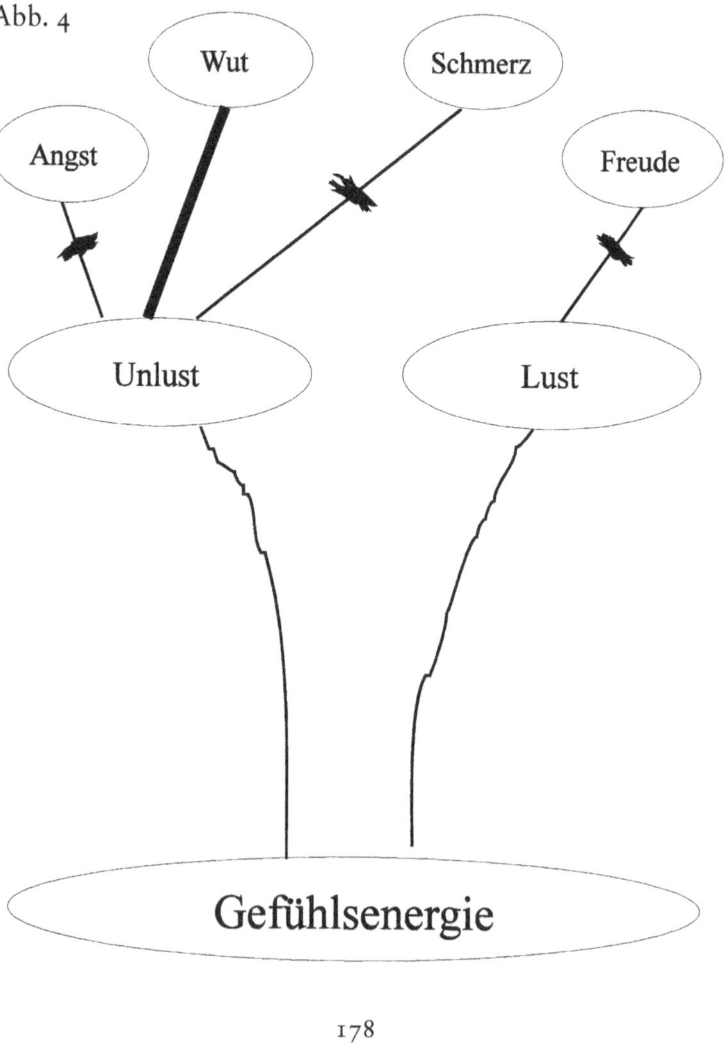

Bei Herrn K. sind Schmerz und Angst blockiert, so daß besonders Wut zum starken Gefühl wird (Abb. 4). Immer, wenn sich Herr K. verletzt fühlt, reagiert er mit starken Aggressionen. Auch Situationen, die ihm Angst einflößen, führen zu starken Wutgefühlen. Er ist ein regelrechter «Angstbeißer». Fühlt er sich in der Klemme, wird er aggressiv. Wenn man ihn fragt, ob er Angst habe, weist er dies weit von sich. Angst kenne er nicht, ist seine Antwort.

Therapie hat die Aufgabe, dazu beizutragen, daß blockierte Gefühle wiederentdeckt werden. Zunächst ist es jedoch erforderlich, festzustellen, welche Gefühlsbereiche blockiert und welche dadurch verstärkt wurden. Dies ist im Zusammenleben in der therapeutischen Gemeinschaft meist zu erkennen.

So fällt auf, daß Frau B. immer freundlich lächelt und es allen recht machen möchte. Sie lernt nur zögernd, andere kritischer zu sehen, Ärgergefühle wahrzunehmen, auszudrücken und sich angemessen zu wehren. Herr S. ist ständig gereizt und unterschwellig aggressiv, ein regelrechter Griesgram. Für Freude, Spaß und Frohsinn sieht er nie einen Anlaß. Für ihn war es schwierig, Zugang zu tiefen Trauer- und Schmerzgefühlen zu finden, da sie über viele Jahre verschüttet waren. Nachdem er diese Blockaden lockern konnte, veränderte sich seine Stimmung.

Je früher die Gefühlsblockaden entstanden und je radikaler sie sind, um so schwieriger ist die Auflösung. Im geschützten Raum der therapeutischen Gemeinschaft sind Veränderungen leichter möglich. Neues Verhalten ist mit Angst verbunden, hier kann es vorsichtig ausprobiert werden. Es gibt auch einen «Wegweiser»: *Wo die Angst ist, ist der Weg.*

Kurzer fachlicher Überblick über die narzißtische Persönlichkeitsstörung

Charakteristika der narzißtischen Persönlichkeitsstörung

Vieles ist bereits durch die Deutung des Märchens erklärt. Nachfolgend soll noch zusammenfassend ein Überblick für interessierte Laien und Fachleute gegeben werden.

Unter *pathologischem Narzißmus* ist in erster Linie eine deutliche *Störung des Selbstwertgefühls* zu verstehen. In der Praxis begegnen wir durchaus unterschiedlichen Schweregraden dieser Störung. Nahezu jeder Mensch hat zumindest vorübergehend Probleme mit seinem Selbstwertgefühl und trägt einen mehr oder weniger dicken Eisenpanzer. Damit die narzißtische Persönlichkeitsstörung diagnostisch einigermaßen sicher erfaßt werden kann, ist der DSM-5® (Diagnostic and Statistical Manual of Mental Disorders), ein Manual zur Diagnose psychischer Störungen, hilfreich. Am Ende dieser Ausführungen findet sich eine kurze Beschreibung der Kriterien, die erfüllt sein müssen, damit die Diagnose «Narzißtische Persönlichkeitsstörung» gestellt werden kann.

Pathologischer Narzißmus gehört zur Kategorie der sogenannten *Frühstörungen.* Darunter sind aus psychoanalytischer Sicht die *prädipalen Störungen* zu verstehen. Nach Freud beginnt die ödipale Phase, wenn ein Kind beginnt, sich für den gegengeschlechtlichen Elternteil erotisch zu interessieren. Frühstörungen erfolgen also in einer Phase, in der die Zweierbeziehung von Mutter und Kind im Vordergrund steht. Die Störung beginnt also in einem frühen Lebensalter, so daß meist keine Erinnerung an die Entstehung möglich ist. Narzißtisch gestörte Menschen haben häufig allgemein wenig Erinnerung an ihre Kindheit und berichten, daß alles unauffällig und normal gewesen sei.

Zu den Frühstörungen zählen in erster Linie die *Borderline-* und die *narzißtische Persönlichkeitsstörung*. Gemäß den psychoanalytischen Entwicklungsmodellen entsteht die Borderlinestörung während einer früheren Entwicklungsphase als die narzißtische Störung. Borderline-Patienten ist es nicht gelungen, ein kohärentes Selbst zu entwickeln. Dies bedeutet, daß sie in ihrer Fremd- und Selbstwahrnehmung unstet sind. Stimmungen und Affekte sind chaotisch, widersprüchlich, unberechenbar. Aggressionen haben die Tendenz, im Sinne eines Kontrollverlustes zu entgleisen.[24] Narzißtischen Patienten ist es gelungen, ein kohärentes Selbst zu entwickeln, aber es ist «falsch».

Zunächst ist es sinnvoll, die Bedeutung des *normalen Narzißmus* hervorzuheben: Wie bereits im Vorwort betont, benötigt jeder Mensch Narzißmus. Narzißmus meint die Zuwendung zu sich selbst im Gegensatz zu der Zuwendung zu anderen Menschen. In gewissem Umfang ist es auch normal und stabilisierend, daß Abwehrmechanismen wie Verdrängung, Verleugnung oder Spaltung eingesetzt werden, um die eigene Integrität zu schützen.

Eine stabile Selbstwertregulation ist die Folge einer positiv verlaufenen Integration von negativen und positiven Selbstanteilen. Demgegenüber leiden Patienten mit narzißtischer Persönlichkeitsstörung unter einem labilen Selbstwertgefühl, das nicht selten auf den ersten Blick nicht zu erkennen ist. Soziale Erfolge überdecken und kompensieren die Problematik. Bei näherer Betrachtung fällt die starke Beschäftigung mit ihrem persönlichen Wert, mit Macht, Erfolg, idealen Partnern und äußerem Reichtum auf. Sie fordern auf übertriebene Weise Aufmerksamkeit und Bewunderung, zeigen jedoch wenig echtes Interesse und Einfühlungsvermögen für Mitmenschen. Lebensfreude erleben sie kaum, und wenn, dann nur kurzfristig. Gefühle flackern kurz auf, um rasch wieder zu verflachen. Besonders Gefühle wie Sehnsucht, Bedauern und Traurigkeit fehlen.

Sie fürchten, verlassen zu werden, und reagieren im Falle des tatsächlichen Verlassenwerdens mit starken Wut- und Haßgefühlen, sind empört und haben starke Rachewünsche. Häufig sind Minderwertigkeits- und Unterlegenheitsgefühle zu beobachten, die mit Omnipotenzgefühlen und Größenphantasien bezüglich der eigenen Person wechseln. Hinter einer charmanten Fassade ist etwas Kaltes spürbar. Sie verachten andere als Folge der Selbstverachtung. Die hauptsächlichen Abwehrmechanismen sind: *Idealisierung, Verleugnung* und *Entwertung.* (Bei Borderline-Patienten öfter projektive Identifikation).

Die Angsttoleranz scheint gut entwickelt, wie auch die Beherrschung der Impulse und Affekte meist gelingt. Lediglich im Falle einer Kränkung kann es zu aggressiven Durchbrüchen und Kontrollverlusten kommen. Das Gefühlsleben wirkt merkwürdig flach und ohne Tiefgang. Leere und starke Langeweile sind quälende Begleiter und führen zu hektischer Betriebsamkeit oder Betäubung. Bleibt die narzißtische Bestätigung aus, kommt es zu Verstimmungen, depressiven Reaktionen oder Aggressionen. Eine echte Depression wird jedoch nicht wirklich durchlitten, vielmehr zeigen sich, werden diese Gefühle bearbeitet, starke Wut oder heftiger Neid.

Kränkungen, auch geringfügige, erleben diese Menschen als extrem schmerzhaft und als eine Vernichtung der gesamten Persönlichkeit. Tiefe Wut- und Haßgefühle werden ausgelöst, die oft nicht nach außen in Erscheinung treten.

Körperlich wirken Patienten mit narzißtischer Persönlichkeitsstörung mitunter jünger, beziehungsweise es ist eine gewisse Kindlichkeit zu beobachten. Eventuell haben Frauen maskuline und Männer feminine Züge.

Auszugehen ist von einer *narzißtischen Verwundung*, die während der frühkindlichen Entwicklung stattfand. Dies führte zu einer Entwicklungshemmung oder Blockade. Meist ist die Mutter selbst narzißtisch gestört und konnte dem Kind das Ausleben bestimmter Gefühle nicht erlauben, insbesondere Neid- und Wutgefühle durften nicht gezeigt werden. Diese Blockierung geschah meist verdeckt und manipulativ. Das Kind fühlte sich abgelehnt in seinem «Sosein». Es war verletzt und versuchte durch Anpassung und Abspaltung der Gefühle ein Gleichgewicht herzustellen. Es opferte seine Gefühle, um der Mutter selbst eine gute Mutter zu sein.

Diagnostische Kriterien der narzißtischen Persönlichkeitsstörung nach DSM-5®[25]

Ein tiefgreifendes Muster von Großartigkeit (in Fantasie oder Verhalten), Bedürfnis nach Bewunderung und Mangel an Empathie. Der Beginn liegt im frühen Erwachsenenalter, und das Muster zeigt sich in verschiedenen Situationen. Mindestens fünf der folgenden Kriterien müssen erfüllt sein:

1. Hat ein grandioses Gefühl der eigenen Wichtigkeit (z.B. übertreibt die eigenen Leistungen und Talente; erwartet, ohne entsprechende Leistungen als überlegen anerkannt zu werden).
2. Ist stark eingenommen von Fantasien grenzenlosen Erfolgs, Macht, Glanz, Schönheit oder idealer Liebe.
3. Glaubt von sich, «besonders» und einzigartig zu sein und nur von anderen besonderen oder angesehenen Personen (oder Institutionen) verstanden zu werden oder nur mit diesen verkehren zu können.
4. Verlangt nach übermäßiger Bewunderung.
5. Legt ein Anspruchsdenken an den Tag (d.h. übertriebene Erwartungen an eine besonders bevorzugte Behandlung oder automatisches Eingehen auf die eigenen Erwartungen).
6. Ist in zwischenmenschlichen Beziehungen ausbeuterisch (d.h. zieht Nutzen aus anderen, um die eigenen Ziele zu erreichen).
7. Zeigt einen Mangel an Empathie: Ist nicht willens, die Gefühle und Bedürfnisse anderer zu erkennen oder sich mit ihnen zu identifizieren.

8. Ist häufig neidisch auf andere oder glaubt, andere seien neidisch auf ihn/sie.
9. Zeigt arrogante, überhebliche Verhaltensweisen oder Haltungen.

Pathologischer Narzißmus und Sucht

Viele Suchtkranke leiden unter einer narzißtischen Persönlichkeitsstörung. Sie ist oft der eigentliche Hintergrund der Krankheit. Wie bereits bei der Märchendeutung offensichtlich wurde, leiden diese Menschen an einem mangelhaft ausgebildeten Selbstwertgefühl. Dieses kann mit einer Droge scheinbar stabilisiert werden. Kränkungen, die besonders stark erlebt werden und die äußerst schmerzhafte Gefühle zur Folge haben, werden so besser ertragen. Die Droge, über die man nach Belieben verfügen kann, erfüllt die narzißtischen Bedürfnisse. Mit zunehmender Sucht gewinnt die Droge immer mehr Macht über den Körper. Sie zwingt den Betroffenen zur Kapitulation durch körperlichen, häufig auch sozialen Zusammenbruch.

In der Therapie haben diese Menschen typische Schwierigkeiten. Zunächst erleben sie die Suchtkrankheit wie eine existentielle Niederlage. Sie sind zutiefst gekränkt über das Geschehene, das sie mit den üblichen Abwehrmechanismen der Verleugnung nach dem Motto: «Es war alles nicht so schlimm», abzuwehren versuchen. Dazu gehört auch die Bagatellisierung: «Ich habe nur ein oder zwei Bierchen getrunken», als Versuch, die Suchtmittelmenge auf ein unproblematisches, «normales» Maß herunterzuspielen. Auch die Suche nach Verantwortlichen für das Scheitern ist typisch: «Mein Vorgesetzter hat mich immer schikaniert; mein Mann hat mich betrogen; die Firma hat Konkurs gemacht...» So haben diese Patienten es schwer, ihre Krankheit zu akzeptieren und sie als Bestandteil ihrer Persönlichkeit zu begreifen.

Sind Fakten, zum Beispiel Führerscheinverlust, Leberschädigung, Krampfanfälle, Entzugserscheinungen, vom Lebenspartner vollzogene Trennung, Kündigung oder Abmahnung durch den Arbeitgeber, vorhanden, so daß starker Leidensdruck vorhanden ist, kann Krankheitseinsicht eher erarbeitet werden.

Menschen mit einer narzißtischen Persönlichkeitsstörung haben jedoch fast immer Probleme, diese Krankheitseinsicht dauerhaft stabil zu erhalten. Sie erleben auf dem Hintergrund ihres labilen Selbstwertgefühls die Krankheit als extreme Kränkung und Zumutung. Öfter erliegen sie der Versuchung, beweisen zu wollen, daß ein kontrollierter Umgang mit Alkohol, Tabletten oder Drogen möglich ist. Die Folge sind häufige Rückfälle.

In der Therapie können sie ihre Defizite oft nicht beziehungsweise erst spät erkennen. Sie bieten ihre gewohnte perfekte Fassade an und gaukeln Problemlosigkeit vor. Doch erst wenn die gravierenden Beziehungsprobleme bearbeitet werden können, ist Fortschritt zu erwarten.

Zur Therapie der narzißtischen Persönlichkeitsstörung

Die erste therapeutische Falle ist die Fähigkeit dieser Patienten, sich perfekt den Erwartungen des Therapeuten anzupassen. Meist idealisieren sie ihn zunächst und wollen sich mit ihm solidarisieren. Sie bemühen sich, perfekte Patienten zu sein, und suchen so Bewunderung und Anerkennung. Bleibt diese aus, kann es bald zu einer totalen Entwertung der Therapie kommen. Es ist für sie schon eine Kränkung, überhaupt in Therapie zu sein. Symptome zu entwickeln betrachten sie als Scheitern. So geben sie sich distanziert und weisen gerade die Dinge zurück, die sie am notwendigsten brauchen. Dies muß berücksichtigt werden, will man diese Patienten verstehen.

Sie sind besonders begabt, Fehler und Schwächen anderer zu erkennen und aufzudecken. Unerfahrene Therapeuten reagieren auf Kränkungen meist nur dann angemessen, wenn sie ihre eigene narzißtische Wunde kennengelernt haben. Sie sollten verstanden haben, daß diese Verwundung sie dazu brachte, den Beruf des Therapeuten anzustreben. Bei unzureichender Bearbeitung besteht die Gefahr, daß der Therapeut Opfer der Idealisierung seitens des Patienten wird oder daß er gekränkt reagiert und therapeutische Fehler macht. Die alten Muster würden sich für den Patienten lediglich wiederholen.

Entscheidende Herausforderungen für Therapeut und Patient sind das Ertragen von narzißtischer Wut, Verzweiflung und Langeweile während des therapeutischen Prozesses. Therapieabbrüche sind zu erwarten, da sich Veränderungen scheinbar nicht einstellen wollen. Gerade diese kritischen Phasen erscheinen jedoch oft im nachhinein als die wesentlichen und können auch Wendepunkte sein. Therapeutische Krisen können die Lebendigkeit des Patienten sehr fördern. Aus diesem Grund ist es häufig falsch, dem Drängen des Patienten nach Beendigung der Therapie nachzugeben.

Narzißtisch gestörte Patienten sind nicht in der Lage, den Therapeuten als unabhängiges Gegenüber wahrzunehmen. Daher ist es wichtig, immer wieder die Beziehungsebene anzusprechen. Der Therapeut gibt Fehler freimütig zu und verschanzt sich nicht hinter einer professionellen Rolle. So kann der Patient lernen, daß der Therapeut anders ist, als er denkt, und ihm trotzdem zugewandt bleibt. Seine wahren Gefühle wie Verzweiflung, Wut, Kränkung und Neid können geäußert werden.

Die Therapie ist beendet, wenn der Patient befriedigende mitmenschliche Beziehungen haben kann. Dazu ist es erforderlich, daß er Gefühle wie Ärger, Wut, Neid, Haß, Schuld, Ohnmacht, Verzweiflung, Trauer, Schmerz und Angst nicht mehr abwehren muß. Diese gehören dann im zwischenmenschlichen Kontakt ganz selbstverständlich dazu.

Anmerkungen

1 Brüder Grimm: Kinder- und Haus-Märchen Band 2, Große Ausgabe. 7. Auflage (Ausgabe letzter Hand). Dieterich, Göttingen 1857, S. 196–202 (Rechtschreibung behutsam modernisiert).

2 In: Reinhard Mey: Alles geht! CD, Text und Musik von R. Mey. Maikäfer Musikverlag Berlin.

3 Die klinische Psychologie, die die Entstehung der Persönlichkeitsstörungen erforscht, hat viele Jahre das Erziehungsmilieu und insbesondere die Beziehung des Kindes zu den wichtigsten Personen, den Eltern, für Störungen verantwortlich gemacht. Während der letzten Jahre wurden jedoch auch genetische Faktoren wieder stärker berücksichtigt. Insbesondere wurde mit Hilfe der Zwillingsforschung die Bedeutung der Anlagen eines Menschen hervorgehoben. Sicherlich muß beidem Rechnung getragen werden. Ungünstige Anlagen verstärken eine schwierige Entwicklung. Umgekehrt kann bei guten Anlagen ein destruktives Erziehungsmilieu der Persönlichkeit weniger schaden.

4 H. Kohut: Narzißmus. Suhrkamp: Frankfurt a. M. 1976, S. 85.

5 E. Drewermann: Tiefenpsychologie und Exegese, Band I, Walter: Olten 1984. Mythologisch ist es das göttliche Kind, das jungfräulich zur Welt kommt, also ohne daß dafür etwas getan werden muß, daß es gezeugt werden muß oder kann. Göttliche Liebe wird ohne Leistung verschenkt.

6 Siehe das Kapitel «Die Erlösung der Königstochter», S. 138 ff.

7 A. Lowen: Narzißmus. Kösel: München 1986.

8 A. Lowen: Liebe, Sex und dein Herz. Kösel: München 1989.

9 Hier ist anzumerken, daß letztlich keine Klarheit besteht, inwieweit der Aggressionstrieb über die Erbanlage die Aggressionen verstärkt oder abschwächt. In der Interpretation des Märchens gehen wir jedoch davon aus, daß das Gefängnis des Eisenofens in der magischen Phase durch die Mutter oder eine vergleichbar wichtige Bezugsperson verursacht wurde.

10 Aus: Hermann Hesse, Der Steppenwolf, in: ders., Sämtliche Werke in 20 Bänden. Herausgegeben von Volker Michels. Band 4. © Suhrkamp Verlag Frankfurt am Main 2001. Alle Rechte bei und vorbehalten durch Suhrkamp Verlag Berlin.

11 Siehe hierzu H.-P. Röhr: Ich traue meiner Wahrnehmung. Heilung nach sexuellem und emotionalem Missbrauch. 4. Auflage der Neuausgabe. Patmos: Ostfildern 2021.

12 Im Programm der Anonymen Alkoholiker heißt es im zweiten Schritt: «Nur eine Macht, größer als wir selbst, kann uns unsere seelische Gesundheit wiedergeben.» Hiermit ist gemeint, daß ein Mensch seine eigene Machtlosigkeit erkennt und auf jede falsche Form des «Mächtig-sein-Wollens» verzichtet.

13 C. G. Jung nennt diese Inhalte «Komplexe». Man kann sie sich als seelische Energiefelder vorstellen.

14 Im Märchen «Allerleirauh» spiegelt sich sexueller Mißbrauch durch den Vater an der Tochter. Bei dieser Problematik geht es um die verlorene männliche Seite des Opfers, also der Tochter. Diese gilt es zu entwickeln. Vergl.: H.-P. Röhr: Ich traue meiner Wahrnehmung. Heilung nach sexuellem und emotionalem Missbrauch. 5. Auflage der Neuausgabe. Patmos: Ostfildern 2023.

15 Lao Tse: Tao te king, Nr. 28. Hugendubel: München 1986.

16 In Anlehnung an einen Vortrag von R. M. Hilton, gehalten im Mai 1988 auf dem Kongreß für Bioenergetische Analyse in Montebello, Quebec.

17 Diese Prinzipien wenden auch die Anonymen Alkoholiker in ihrem spirituellen Programm an. Im ersten Schritt wird Scheitern zugegeben: «Wir gaben zu, daß wir dem Alkohol gegenüber machtlos sind und wir unser Leben nicht mehr meistern konnten.» Zweiter Schritt: «Nur eine Macht, größer als wir selbst, kann uns unsere seelische Gesundheit wiedergeben.» Schließlich: Nachdem eine Form der Selbstreinigung und Arbeit an der Persönlichkeit stattgefunden hat, kann diese Botschaft an andere Betroffene weitergegeben werden.

18 E. Drewermann: Kleriker. Psychogramm eines Ideals. Walter: Olten 1989.

19 K. Wilber: Das Atman-Projekt. Junfermann: München 1989.

20 Zitiert nach: «Vierundzwanzig Stunden am Tag», hrsg. von Anonyme Alkoholiker, Deutschland.

21 H.-P. Röhr: Ich traue meiner Wahrnehmung. Heilung nach sexuellem und emotionalem Missbrauch. 5. Auflage der Neuausgabe. Patmos: Ostfildern 2023.

22 Vergl. B. Wardetzky: Weiblicher Narzißmus. Der Hunger nach Anerkennung. Kösel: München 1995.

23 Aus: J. L. Rosenberg: Körper, Selbst & Seele. Junfermann: Paderborn 1996.

24 H.-P. Röhr: Borderline bewältigen. Hilfen und Selbsthilfen. 5. Auflage der Neuausgabe. Patmos: Ostfildern 2021.

25 Diagnostisches und Statistisches Manual Psychischer Störungen DSM-5®. American Psychiatric Association. Deutsche Ausgabe herausgegeben von P. Falkai und H.-U. Wittchen. Mitherausgegeben von M. Döpfner, W. Gaebel, W. Maier, W. Rief, H. Saß und M. Zaudig. Hogrefe, Göttingen et al. 2015, S. 918. Abdruck erfolgt mit Genehmigung vom Hogrefe Verlag Göttingen aus dem Diagnostic and Statistical Manual of Mental Disorders, Fifth Edition, © 2013 American Psychiatric Association, dt. Version © 2018 Hogrefe Verlag.

Literatur

Brüder Grimm: *Kinder- und Haus-Märchen Band 2, Große Ausgabe.* 7. Auflage (Ausgabe letzter Hand). Dieterich: Göttingen 1857, S. 196–202. https://de.wikisource.org/wiki/Der_Eisenofen_(1857).

Diagnostisches und Statistisches Manual Psychischer Störungen DSM-5®. American Psychiatric Association. Deutsche Ausgabe herausgegeben von P. Falkai und H.-U. Wittchen. Mitherausgegeben von M. Döpfner, W. Gaebel, W. Maier, W. Rief, H. Saß und M. Zaudig. Hogrefe: Göttingen et al. 2015.

Drewermann, E.: *Tiefenpsychologie und Exegese, Bd. 1, Die Wahrheit der Formen, Traum, Mythos, Märchen.* Walter: Olten 1984.

–: *Kleriker, Psychogramm eines Ideals.* Walter: Olten 1989.

Fromm, E.: Die Kunst des Liebens. Ullstein: Frankfurt a. M. 1979.

Geissler, P.: *Narzißmus und Bioenergetische Analyse,* in Forum der Bioenergetischen Analyse 2/1994.

Hesse, H.: *Der Steppenwolf.* In: ders., *Sämtliche Werke in 20 Bänden.* Herausgegeben von Volker Michels. Band 4. Suhrkamp: Frankfurt a. M. 2001.

Kernberg, O. F.: *Borderline-Störungen und pathologischer Narzißmus.* Suhrkamp: Frankfurt a. M. 1983.

Kohut, H.: *Narzißmus – eine Theorie der psychoanalytischen Behandlung narzißtischer Persönlichkeitsstörungen.* Suhrkamp: Frankfurt a. M. 1976.

König, K.: *Kleine psychoanalytische Charakterkunde.* Vandenhoeck: Göttingen 1992.

Lao Tse: *Tao te King.* Neue Bearbeitung von Gia-Fu Feng & Jane English. Hugendubel: München 1986.

Lowen, A.: *Narzißmus. Die Verleugnung des wahren Selbst.* Kösel: München 1986.

–: *Liebe, Sex und dein Herz.* Kösel: München 1989.

Mahler, M. S.; Pine, F.; Bergmann, A.: *Die psychische Geburt des Menschen. Symbiose und Individuation.* Fischer: Frankfurt a. M. 1978.

Mey, R. (Text und Musik): *Alles geht!* CD mit Booklet. Maikäfer Musikverlag: Berlin 1992.

Miller, A.: *Das Drama des begabten Kindes.* Suhrkamp: Frankfurt a. M. 1979.

Richter, H. E.: *Eltern, Kind und Neurose.* Klett: Stuttgart 1963.

Röhr, H.-P.: Borderline bewältigen. Hilfen und Selbsthilfen. 5. Auflage der Neuausgabe. Patmos: Ostfildern 2021.

–: Ich traue meiner Wahrnehmung. Heilung nach sexuellem und emotionalem Missbrauch. 5. Auflage der Neuausgabe. Patmos: Ostfildern 2023.

–: *Das Gleichnis vom verlorenen Sohn – Schuld, Neid und Eifersucht.* Fredeburger Hefte Nr. 1, o. Jg.

–: *Die vierte Seite des Suchtdreiecks – Über die Bedeutung von Spiritualität und Religiosität in der Therapie.* Fredeburger Hefte Nr. 4, o. Jg.

Rosenberg, J. L. : *Körper, Selbst & Seele.* Junfermann: Paderborn 1996.

Wardetzki, B.: *Weiblicher Narzißmus – Der Hunger nach Anerkennung.* Kösel: München 1991.

Wernado, M.: *Präödipale Störungen und Abhängigkeitserkrankungen in der stationären Behandlung,* in Bilitza, K. W. (Hg.): Suchttherapie und Sozialtherapie, Vandenhoek & Ruprecht: Göttingen u. Zürich 1994.

Wilber, K.: *Wege zum Selbst – Östliche und westliche Ansätze zum persönlichen Wachstum.* Kösel: München 1984.

–: *Das Atman-Projekt – Der Mensch in transpersonaler Sicht.* Junfermann: Paderborn 1989.